南少林骨伤流派传承工作室

U0225211

吴广文　鄢行辉　吴国天◎主编

南少林骨伤功法探秘

颈椎病防治

海峡出版发行集团
THE STRAITS PUBLISHING & DISTRIBUTING GROUP

福建科学技术出版社
FUJIAN SCIENCE & TECHNOLOGY PUBLISHING HOUSE

图书在版编目（CIP）数据

南少林骨伤功法探秘 / 吴广文，鄢行辉，吴国天主编. —福州：福建科学技术出版社，2024.1
ISBN 978-7-5335-7097-2

Ⅰ.①南… Ⅱ.①吴… ②鄢… ③吴… Ⅲ.①中医伤科学 Ⅳ.①R274

中国国家版本馆CIP数据核字（2023）第190768号

书　　名　南少林骨伤功法探秘
主　　编　吴广文　鄢行辉　吴国天
出版发行　福建科学技术出版社
社　　址　福州市东水路76号（邮编350001）
网　　址　www.fjstp.com
经　　销　福建新华发行（集团）有限责任公司
印　　刷　福州德安彩色印刷有限公司
开　　本　889毫米×1194毫米　1 / 32
印　　张　13.5
字　　数　262千字
版　　次　2024年1月第1版
印　　次　2024年1月第1次印刷
书　　号　ISBN 978-7-5335-7097-2
定　　价　198.00元（全五册）
　　　　　书中如有印装质量问题，可直接向本社调换

编 委 会

序

　　南少林系唐初嵩山少林寺"勇救唐王"十三棍僧之一的智空大师入闽建立的。武僧经常受伤,必须具备防伤治伤技能。南少林在传承过程中集"禅""医""武"之大成。2012 年 12 月"南少林骨伤流派"列入第一批全国中医学术流派传承工作室建设项目。

　　《南少林骨伤功法探秘》系作者多年从事南少林骨伤医疗与武术教学的经验总结。该书包括颈椎病、肩周炎、腰椎间盘突出症、网球肘、老寒腿防治五个部分。颈椎病、肩周炎、腰椎间盘突出症、网球肘、老寒腿(膝骨关节炎)均为骨伤科常见病、多发病,采用南少林手法、练功及中医药内服外治综合治疗,疗效良好。其中南少林手法既符合中医骨伤科"动静结合""筋骨并重""内外兼治""医患合作"的治疗原则,又融汇南少林骨伤流派"医武贯通""动作贯通""气息贯通"的特色,临证可达到"手随心转,法从手出"的境界。

　　该书在展现南少林骨伤特色疗法的同时,针对现代生活的特点和需要,突出南少林骨伤练功法的养生保健功能,为读者提供了一套简便易学的骨伤治疗与养生方法，既可有效解除患者疾苦，又有益于大众身心健康。

《南少林骨伤功法探秘》付梓之际，作者嘱余写序。余拜读该书后，深感其内容遵循"禅""医""武"结合的南少林骨伤流派学术思想，且通俗易懂，图文并茂，易学易用，对读者多有裨益，故乐为之序。

王和鸣

2023 年 8 月

目　录

一、颈椎病概述

1. 颈椎病是什么

您是否有颈部疼痛、颈肩背部不适、常感疲劳、易落枕？或者头晕、头痛、恶心、呕吐？或者手臂酸痛、无力、麻木、放射痛？或者走路不稳，脚下有踏棉感？如果有以上情况，那您很有可能得了颈椎病。那到底什么是颈椎病呢？

颈椎病是临床上一种常见的退行性疾病，主要由于颈椎间盘发生结构和功能退行性改变，累及相邻组织，继发如颈椎骨质增生、颈项韧带钙化等病理改变，引起颈椎内、外平衡失调，刺激、压迫周围组织结构（神经根、脊髓、椎动脉、交感神经等），从而产生的一系列临床症状和体征，具有发病率高、致残率高、复发率高的特点。根据《颈椎病的分型、诊断及非手术治疗专家共识（2018）》，颈椎病可以分为颈型、神经根型、脊髓型、椎动脉型、交感型。颈型颈椎病为轻型颈椎病，主要表现为颈项部的酸胀疼痛和局部压痛。当压迫神经根时，会出现肩臂部麻木疼痛、酸软无力。当病变累及椎动脉、交感神经、脊髓时，会出现头晕、心悸心慌，甚则大小便失禁、瘫痪等症状。

随着智能手机等电子产品的普及，"低头族""手机党"变得随处可见，颈椎病已不再是中老年人的"专利"，年轻人也难逃颈椎病的"魔爪"。颈椎上托头颅，下连躯干，是人体最为重要的支架、心脑血管循环的必经之路、人体神经中枢的关键部位，颈椎病变会给患者的工作、生活以及身心健康造成极大的影响。那颈椎病的发病原因究竟是什么，如何才能预防颈椎病的发生呢？事实上，颈椎病的发生不仅与年龄增长导致的颈椎间盘退行性改变有关，还与急性损伤、慢性劳损和先天发育不良等多种因素有关。预防颈椎病，我们平时要注意改正不良习惯，减少低头玩手机的时间，卧床不看书和手机，纠正睡觉时的不当体位，做好颈部保暖工作，远离颈椎病。

2. 中医对颈椎病的认识

中医古籍中并无"颈椎病"的病名记载，但其临床症状可散见于"项强""痹证""眩晕"等病证论述中。中医多认为，肝肾亏虚，气虚血弱，筋骨失养是重要的发病基础，加上跌扑劳伤或风寒湿等外邪侵袭，导致筋脉痹阻，气血凝滞不通，筋骨失衡，则发为本病。

（1）内因　《证治准绳》记载："颈痛头晕……皆由肾气不能生肝，肝虚无以养筋，故机关不利。"《景岳全书》曰："肝虚则筋病，肾虚则骨病"，指出肾主骨生髓，肾虚则骨骼失于濡养，且因肝肾同源，肾气亏虚，易使肝血不足，无以养筋，导致筋骨失养。另外，《黄帝内经》记载："风雨寒热，不得虚，邪不能独伤人"，指出肝肾不足，正气亏虚，容易受风寒湿邪的侵袭。以上均说明肝肾亏虚是颈椎病发病的重要内因。也有专家认为，经筋损伤是颈椎病发病的重要因素，指出"筋骨失衡，以筋为先"为该病的重要病机。经筋损伤则不能约束骨骼在其正常的解剖位置，导致筋骨失衡，发为项痹。另有专家认为，督脉、足太阳膀胱经、手三阳经是治疗颈椎病的重要经脉，不仅因其循行于颈项部，而且督脉和膀胱经总督一身之阳，与其他经脉相连，故督脉、足太阳膀胱经、手三阳经感受外邪也是项痹发病的重要因素。从六经辨证理论来看，"太阳之为病，脉浮，头项强痛而恶寒"为《伤寒论》太阳病提纲证，颈项部为太阳经所属，而颈项强痛为颈型颈椎病的特征症状，所以颈型颈椎病发病与太阳经受邪密切相关。

（2）外因　《素问·痹论》曰："风寒湿三气杂至，合而为痹也。"当肝肾不足导致正气亏虚时，颈项部易受外来风寒湿邪侵袭，使颈项部经脉凝滞，气血运行不畅，经筋失养，最终导致颈部筋骨失衡，发为项痹。风、寒、湿热等邪气致病各具特点，常相兼为病。湿邪偏盛者，颈项多感僵硬、沉重疼痛，阴雨天症状加重；寒邪偏盛者，疼痛比较剧烈且痛有定处，喜温而遇寒加重；热邪偏盛者，局部可见红肿热痛且遇热疼痛加重；风邪偏盛者，疼痛部位多游移不定，常可累及肩臂部。《证治准绳》载："颈痛头晕非是风邪，即是气挫，亦有落枕而成痛者。"《医宗金鉴》又云："因挫闪及失枕而项强痛。"中医认为颈部闪挫伤、落枕等外伤或慢性劳损会造成颈部经筋直接损伤，经筋约束骨骼的功能下降，导致颈部筋骨失衡，说明外伤、慢性劳损也是项痹发病重要因素。

3. 西医对颈椎病的认识

颈椎病的发病机制十分复杂，尚无统一定论，但其发病的始动因素是颈椎间盘退行性改变。当前已证实年龄、急慢性损伤、先天发育不良等多种因素与椎间盘退行性改变有关。

（1）年龄　年龄的增长是颈椎间盘退行性改变的主要原因。椎间盘主要由纤维环、髓核以及软骨终板等构成。随着人们年龄的增加，颈椎间盘髓核内水分含量逐渐减少，椎间隙被压缩变窄，同时外层纤维环结构紊乱，变得脆弱，导致吸收冲击和震荡的能力下降。此外，软骨终板衰老、钙化，也使得椎间盘营养供应减少，导致椎间盘细胞凋亡，加速颈椎间盘退化。由于退化导致颈椎内外失衡后人体进行代偿，小关节尤其是钩椎关节增生、骨刺形成，黄韧带、前后纵韧带增生肥厚进而硬化，原有正常的解剖位置被病理组织取代，进而压迫脊神经根、椎动脉、脊髓等周围组织结构，造成颈椎病的发生。另外，有研究发现，绝经后女性随着雌激素分泌大幅减少，椎间盘高度明显降低以及软骨终板的硬化显著加快。雌激素在女性的胶原代谢中起着重要的作用，而椎间盘富含胶原蛋白，因此雌激素减少会加速椎间盘的退行性改变。

（2）急慢性损伤　当颈部受到直接暴力，如打、压、撞击等外伤时，可能导致椎体压缩性骨折、纤维环撕裂、椎间盘髓核突出或脱出以及颈部肌肉损伤，进而造成椎管受压变窄，使脊髓、神经根等受压，产生一系列症状。治疗后椎间盘髓核可恢复原位，但仍不可避免对颈部软组织造成损伤，颈椎为了维持稳定会继发骨质增生、骨刺形成等病理改变。另外，一些不良的生活习惯，如睡觉时枕头过高、长时间低头玩手机以及过量的运动也会造成颈椎间盘慢性劳损。由于颈项部韧带、肌肉长时间处于被牵拉的状态，造成肌肉损伤退变和椎间盘压力负荷增加，一旦超过肩颈能够承受的限度和范围，就会造成累积性损伤、椎体旁软组织和椎体受力失衡，导致颈椎病。平时不良的生活习惯与颈椎退行性改变存在很大的关联。研究证实，良好的生活习惯可以延缓颈椎退行性改变。

（3）先天发育不良　先天性椎管狭窄已被证实是椎间盘退行性改变的危险因素。有研究指出，50.9%的颈椎病病人同时伴有先天性颈椎椎管狭窄，进一步说明两者存在关联。一些患者在青春期发育过程中，存在椎弓发育扁平的情况，造成椎管窄小，若发生轻微退行性改变就可能会对脊髓造成压迫，进而导致颈椎病的发生。此外，先天的颈部肌肉发育不良导致颈部肌肉萎缩，大范围的纤维化，肌力减退，易使颈椎失稳，加速颈椎间盘退行性改变。

（4）其他　颈椎间盘退行性改变还与遗传、不良嗜好、慢性咽炎等因素有关。研究发现，遗传因素在椎间盘退行性改变的发生发展过程中起着重要作用，所以颈椎病可能存在家族遗传倾向。另外，吸烟、饮酒等不良嗜好也会降低椎间盘的承重能力，加速椎间盘的退行性改变。此外，急慢性咽炎、扁桃体炎、腮腺炎等颈部周围的器官组织出现感染，都会对颈部肌肉产生直接的刺激作用，使肌肉挛缩，肌力减退，颈椎失稳而诱发椎间盘退行性改变。

二、颈椎病诊断

随着现代从事低头工作方式人群增多，以及空调的广泛使用，人们屈颈和遭受风寒湿邪侵袭的机会增加，颈椎病的患病率不断上升，且发病年龄呈年轻化趋势。中医、西医各自有不同的诊断标准，具体如下。

1. 中医诊断

颈椎病属于中医"项痹"范畴，多是由正虚劳损，筋脉失养，或风寒湿热等邪气闭阻经络，影响气血运行，以项部经常疼痛麻木，连及头、肩、上肢，串痛麻木，以痛为主，头有沉重感，颈部僵硬，活动不利，并可伴有眩晕等为主要表现的疾病。

2. 西医诊断

颈椎病是颈椎长期劳损、骨质增生，或椎间盘脱出、韧带增厚，致使颈椎脊髓、神经根或椎动脉受压，出现一系列功能障碍的临床综合征，表现为椎节失稳、松动，髓核突出或脱出，骨刺形成，韧带肥厚和继发的椎管狭窄等，刺激或压迫邻近的神经根、脊髓、椎动脉及颈部交感神经等组织，引起一系列症状和体征。

根据 2019 年首次制定发布的《中医康复临床实践指南·项痹（颈椎病）》确立的诊断原则，必须同时包含以下条件方可确立颈椎病的诊断：①具有颈椎病的临床症状。②影像学检查提示颈椎间盘或椎间关节有退行性改变。③影像学检查能解释临床症状。

三、颈椎病临床分期与分型

颈椎病包含局部症状与全身症状。颈椎病局部症状主要为患者颈部出现僵硬、活动受限、疼痛等不适。有的患者会出现手指麻木、上肢疼痛、肌力下降、下肢步态不稳；或者会出现头痛、心慌、胸闷、头晕、视物不清、血压改变等症状。本病临床上分为初期（颈椎功能紊乱期）、中期（颈椎失稳期）、后期（颈椎再稳固期）。中医辨证分型为：风寒湿型、气滞血瘀型、痰湿阻络型、肝肾不足型和气血亏虚型。

1. 临床分期

（1）初期（颈椎功能紊乱期） 年龄 40 岁以下，初发或偶发，病史较短，病情较轻和单一。临床表现以颈部浅层肌群痉挛症状为主，如颈项僵痛、沉重、酸胀，活动受限，或伴有肩背酸痛、头枕部胀痛。症状以晨起或长时间低头时明显，活动后减轻。临床检查可见颈部生理弧度消失或后凸，浅层肌肉广泛紧张，散在压痛。治疗效果好，一般颈型属此期。

（2）中期（颈椎失稳期）　年龄 40~55 岁，病程较长，易反复发作。临床表现以颈部较深层软组织炎症和颈椎失稳为主，出现神经、血管刺激症状，较复杂而典型，如颈部僵硬不适，痛或不痛，活动时有弹响，或伴眩晕恶心、耳鸣耳聋、头痛，或心悸胸闷、阵发汗出，或手指麻木、皮肤感觉异常等。临床检查可见颈部生理弧度存在或变直，某一肌肉紧张，有较深在压痛或颈部钝厚感，触及条索状、结节状物，有捻发感，体征阳性。一般神经根型、椎动脉型、交感型、混合型属此期。

（3）后期（颈椎再稳固期）　年龄大多在 55 岁以上，既往有发作史，病情较顽固。临床表现以韧带肥厚钙化、寰枢关节半脱位、椎间盘变性、小关节明显增生、组织粘连等导致脊髓、神经、血管卡压症状为主，如眩晕、肢体麻木、头痛、吞咽异物感等。临床检查可见颈部强直，活动受限，棘突两侧可触及明显条索状物，局部压痛，推动时有撕裂感，项韧带增粗僵硬。治疗仍有一定效果，极少数需手术处理。脊髓型、神经根型、椎动脉型属此期。

2. 辨证分型

（1）风寒湿型　主要症状为颈部冷痛，牵扯背部、上臂、颈项，天冷或受凉加重，畏风恶寒或肩部有沉重感，得温则痛缓，舌淡，苔薄白，脉弦滑或弦紧。

（2）**气滞血瘀型** 主要症状为颈项部胀痛或刺痛，疼痛拒按，痛处不移且痛势剧烈，入夜尤甚，遇情志刺激加重，舌暗或有瘀斑，苔白或薄黄，脉弦或细涩。

（3）**痰湿阻络型** 主要症状为颈项部疼痛缠绵难愈，筋肉疼痛，有沉重感，活动受限，阴雨天或遇冷疼痛加重，得热则舒，舌淡，苔白腻，脉细濡。

（4）**肝肾不足型** 主要症状为颈项部酸痛隐隐，头晕目眩，腰膝酸软无力，五心烦热，或伴面色㿠白，手足不温，舌淡，苔白，脉沉细无力。

（5）**气血亏虚型** 主要症状为颈项部隐隐作痛，休息后减轻，劳累时加重，或伴身倦乏力，气短懒言，手足发冷，舌淡，苔少或白，脉细弱或沉。

四、南少林护颈八式 ——

南少林护颈八式是从南少林武医练功法中提炼而形成的，是一种内外功相兼、动静结合的功法，即内练"精、气、神"，外练"筋、骨、皮"，两者结合相得益彰。练习该功法在无病时可以防病强身，有病可以起到治疗作用。对于颈型颈椎病，通过练习该功法，可以通经活络、舒筋壮骨、搜风定痛、去瘀生新，起到辅助治疗的作用。练功必须循序渐进，持之以恒。只有这样，才能达到更好的效果。

1. 起势

动 作 两脚平行分开，与肩同宽，双腿自然直立，两臂自然下垂，两手轻贴于大腿外侧（图4-1①～②）。

要　领　排除杂念，宁心静气，气沉丹田，自然呼吸。

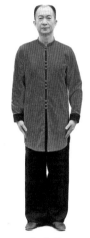
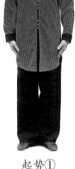

起势①　　　　　　　起势②

图 4-1　起势分解动作

2. 混元一气

动　作　接上式，两脚跟内收立正（图 4-2①），两臂交叉放于腹前，双手掌心向内（图 4-2②），先做吐纳法，舌尖抵上腭，用鼻先长呼气一口，随后长吸气一口。两臂交叉由胸前往上画弧，同时两脚跟靠紧提起，脚尖立地，双眼看向前方，手心向内侧转到头顶时，逐渐转向外侧（图 4-2③），两臂经两侧下落，脚跟随手下落着地（图 4-2④）。手上升时吸气，下落时呼气，重复 3 次。

要　领　起功时呼吸要均匀深长，吐纳时要用鼻吸鼻呼，其他动作可以用自然呼吸法，或以呼吸与动作配合。

功　用　吐故纳新，改善气血循环，促进新陈代谢。

适应证　全身气血不畅，关节疼痛。

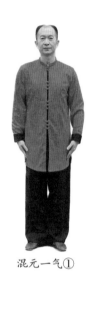
混元一气①

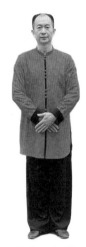
混元一气②

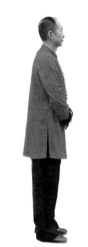
混元一气②（侧）

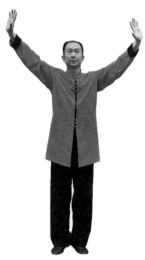
混元一气③

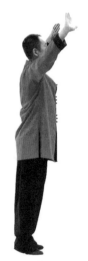
混元一气③（侧）

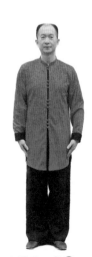
混元一气④

图4-2　混元一气分解动作

3. 摘星换斗

动　作　接上式，两手由内经胸前交叉，掌心向内（图4-3①），向外画弧（图4-3②），当左手在身侧下落时，顺势背靠后腰（图4-3③），右手继续打环（图4-3④），足跟随手上下起落，手掌随动作的升降而旋转，当到达头顶时，掌背朝下，仰头，目视手背（图4-3⑤）。头部也随手的转动做横旋，眼随手动。如此重复3次，然后换左手，动作照前，方向相反（图4-3⑥～⑨）。

要　领　意守于手掌，尤应注意当手高举于头顶时，吸气稍暂，足跟靠拢，足尖踏地，膝部挺直。

功　用　开阔心胸，活动颈项，升清气，降浊气，气顺则血运。

适应证　颈椎病等引起的颈肩不适。

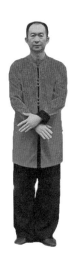

摘星换斗①

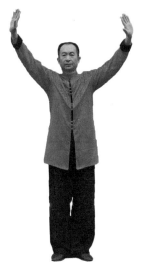

摘星换斗②

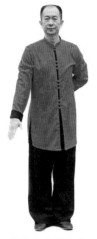
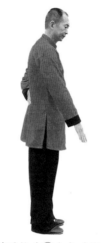
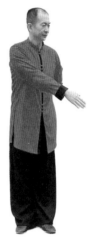

摘星换斗③左式　　　　摘星换斗③左式（侧）　　　　摘星换斗④左式

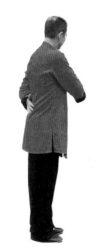
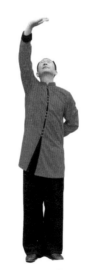
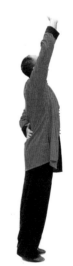

摘星换斗④左式（侧）　　　　摘星换斗⑤左式　　　　摘星换斗⑤左式（侧）

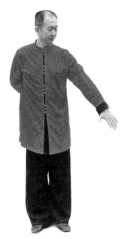
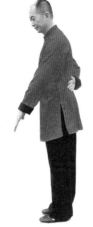
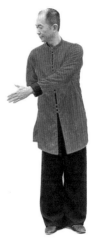

摘星换斗⑥右式　　　摘星换斗⑥右式（侧）　　　摘星换斗⑦右式

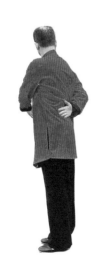
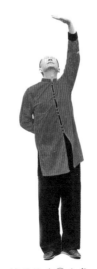
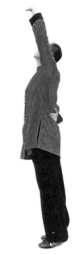

摘星换斗⑦右式（侧）　　摘星换斗⑧右式　　　摘星换斗⑧右式（侧）

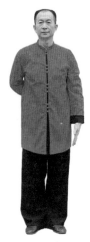

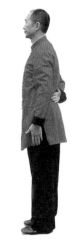

摘星换斗⑨右式　　　　　摘星换斗⑨右式（侧）

图4-3　摘星换斗分解动作

4. 左右观瞧

动　作　接上式，两脚平行分开，与肩同宽，松腰沉胯，身体重心缓缓下降，两腿膝关节微屈；同时，两臂内旋按于旁，掌心向下，指尖向前，目视前方（图4-4①）。接着两臂充分外旋，掌心向外，头向左后转，动作略停，目视左斜后方（图4-4②）。本式一左一右为一遍，右式动作与左式相同，方向相反（图4-4③~④），共做3遍。最后一遍时，两腿膝关节自然伸直，双手自然下垂，目视前方。

要　领　头向上顶，肩向下沉，转头不转体，旋臂，两肩后张。

功　用　可刺激颈部大椎穴、背部膏肓穴。同时，改善颈部及脑部血液循环，有助于缓解中枢神经系统疲劳，加强气血循环。

适应证　颈椎病引起的颈肩不适。

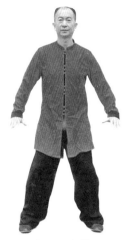

左右观瞧①

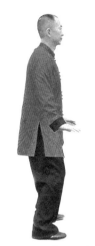

左右观瞧①（侧）

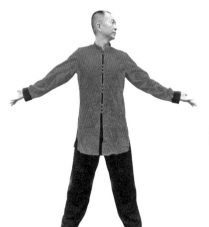

左右观瞧②左式

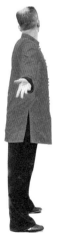

左右观瞧②左式（侧）

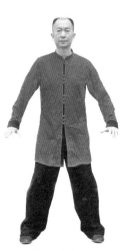

左右观瞧③

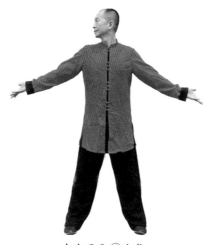
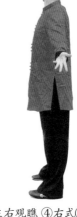

左右观瞧④右式　　　　　　　左右观瞧④右式(侧)

图4-4　左右观瞧分解动作

5. 铁拳挥舞

动　作　接上式，两脚平行分开，与肩同宽，膝微屈，两手握虚拳，前臂上举，肘尖向下，拳在肩旁，目视前方(图4-5①)。屈肘，两拳上举约与肩平，经胸前画弧内收(图4-5②)，再向外侧旋转(图4-5③)，重复6次。

要　领　前臂旋转时幅度大小要均匀；用腹式呼吸，内收吸气，外展呼气；内收时意守于手臂内侧用劲，外展时意守于手臂外侧用劲，动作时目视两拳。

功　用　安定心神，调匀呼吸，宣通颈部、肩部、肘部气血。

适应证　颈项、肩、肘关节不适。

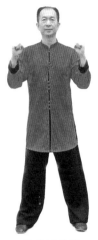
铁拳挥舞①

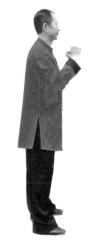
铁拳挥舞①（侧）

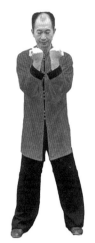
铁拳挥舞②

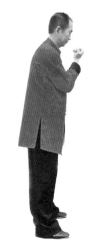
铁拳挥舞②（侧）

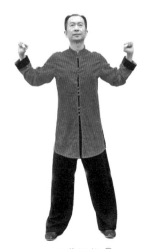
铁拳挥舞③

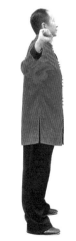
铁拳挥舞③（侧）

图 4-5　铁拳挥舞分解动作

6. 旋头拔刀

动　作　接上式，两腿直立，两脚平行分开，与肩同宽，双手下垂腿侧（图4-6①）。两臂伸直向左右外侧往上画弧举起，经头上两臂交叉（图4-6②）下落，左手握拳顺势背靠腰后（图4-6③），同时右手握拳连续画环，经头后往前由左肩角下落，拳眼对肩（图4-6④）。头及腰随手旋转，似右手拔背刀状，两脚要踏实，不可移位，眼随手转（图4-6⑤）。后右手从胸前向外侧画弧至右腿侧（图4-6⑥），称为左式。右手顺势背靠腰后（图4-6⑦），而左手从头后绕前，经右肩角下落至左腿侧，似左手从背后拔刀，动作与左式相同（图4-6⑧～⑩），左右各3次，如此重复旋头拔刀6次。

要　领　屈肘画环，上体各部转动要轻松、灵活、缓慢，自然呼吸。

功　用　增强肩背头颈之力，温通关节经脉。

适应证　颈肩背不适。

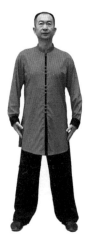 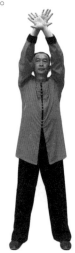 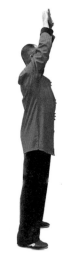

旋头拔刀①　　　　　旋头拔刀②　　　　　旋头拔刀②（侧）

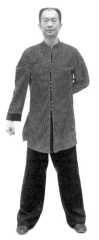
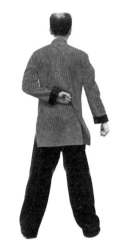
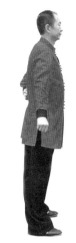

旋头拔刀③左式　　　旋头拔刀③左式（背）　　　旋头拔刀③左式（侧）

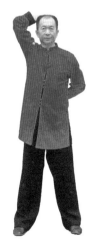
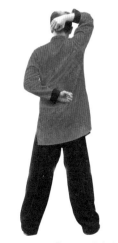
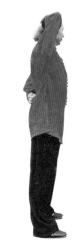

旋头拔刀④左式　　　旋头拔刀④左式（背）　　　旋头拔刀④左式（侧）

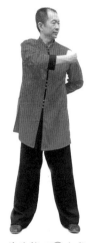
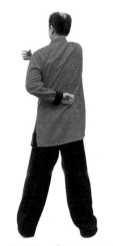
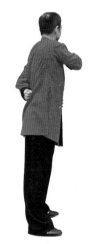

旋头拔刀⑤左式　　　　　旋头拔刀⑤左式（背）　　　旋头拔刀⑤左式（侧）

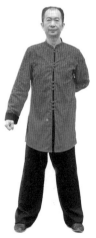
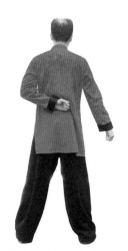
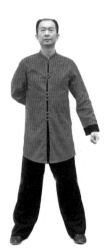

旋头拔刀⑥左式　　　　　旋头拔刀⑥左式（背）　　　旋头拔刀⑦右式

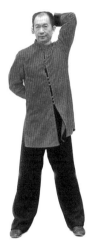
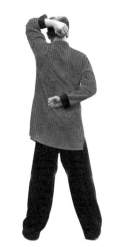
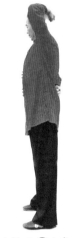

旋头拔刀 ⑧右式　　　　　旋头拔刀⑧右式（背）　　　　旋头拔刀 ⑧右式（侧）

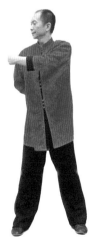
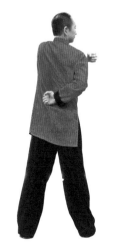
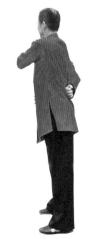

旋头拔刀⑨式　　　　　旋头拔刀⑨右式（背）　　　　旋头拔刀⑨右式（侧）

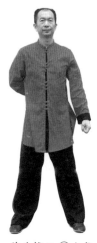 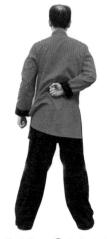 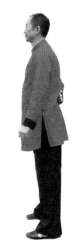

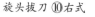 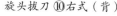

　旋头拔刀⑩右式　　　旋头拔刀⑩右式（背）　旋头拔刀⑩右式（侧）

图 4-6　旋头拔刀分解动作

7. 仰首朝天

动　作　接上式，两脚平行分开，与肩同宽，两手十指相交叉，掌心向外，屈肘横撑，高与胸平，距胸前约一拳，目视前方（图 4-7①），两手由胸前经头面向上向前画弧至头顶（图4-7②），而后继续向下向胸前画弧，高约与胸部平齐（图4-7③）。向上画弧时吸气，向下画弧时呼气，动作重复 6 次。

要　领　目视手背上下转动，身体后仰时头面向后仰，下落时目视前方。

功　用　调理上焦之气，通畅颈部气血。

适应证　颈椎酸痛。

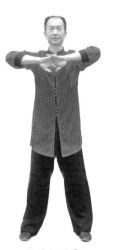
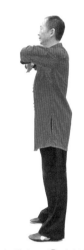
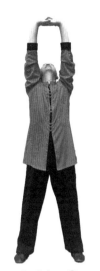

仰首朝天①   仰首朝天①（侧）   仰首朝天②

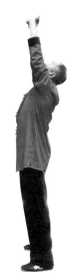
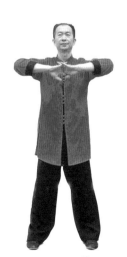

仰首朝天②（侧）   仰首朝天③

图4-7　仰首朝天分解动作

8. 鸣鼓击钟

动　作　接上式，两腿直立，两脚平行分开，与肩同宽，两臂屈肘向左右侧上举，肘尖朝外，反掌贴于耳部，两中指尖相对，置于枕骨略上处（图4-8①）。身体慢慢后仰，吸气，同时借助肘尖向上旋转之势，两掌轻轻揉按耳部，谓之"击钟"（图4-8②）。身体再慢慢向前下俯，呼气，双肘向胸前靠近，与肩同宽（图4-8③），同时食指压在中指上，并用力滑下，弹扣天柱穴或风池穴，谓之"鸣鼓"（图4-8④）。身体再慢慢上仰，双肘随之左右撑开，吸气（图4-8⑤），如此重复6次。

要　领　两腿要伸直，脚踏地，后仰时身体要站稳。

功　用　疏通三焦之气，补益肝肾。弹扣天柱穴可增强记忆力，弹扣风池穴可治头晕耳鸣。

适应证　颈椎病引起的头晕耳鸣。

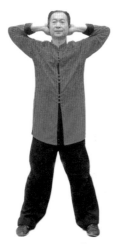 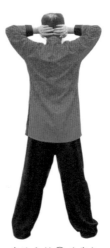 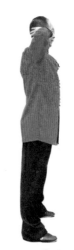

鸣鼓击钟①　　　　　鸣鼓击钟①（背）　　　　鸣鼓击钟①（侧）

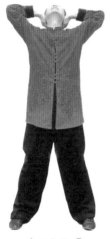

鸣鼓击钟 ②

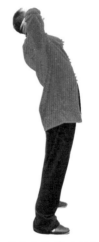

鸣鼓击钟 ②（侧）

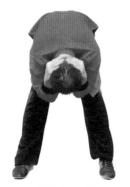

鸣鼓击钟 ③

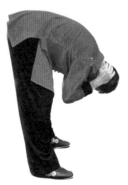

鸣鼓击钟 ③（侧）

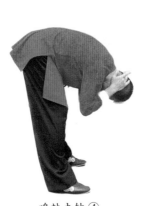
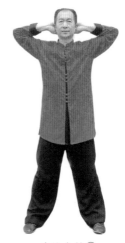

鸣鼓击钟④　　　　　　　鸣鼓击钟⑤

图 4-8　鸣鼓击钟分解动作

9. 左右开弓

　　动　作　接上式，两脚平行分开，比肩稍宽（图 4-9①），左手在外，右手在内（掌心朝里），双掌交叉置于胸前，双眼平视前方（图 4-9②），屈膝成骑马步（图 4-9③），左手偏前向左侧画弧伸直，指尖朝上，高与肩平，同时右掌向右侧画弧，逐渐变掌为拳，横肘平撑，目视左手（图 4-9④）。接上势，右拳渐变掌向内向前画弧内收，置于左胸前，同时左手渐屈肘，由左向内，经胸前平画弧置于右胸前，双手交叉（图 4-9⑤），如此重复 3 次，然后改换右式，右手开弓（图 4-9⑥），动作相同，方向相反，重复 3 次。

　　要　领　目视前手动作，手臂要伸直，刚健有力，骑马步需站稳。

　　功　用　调理肝肺，牵伸上肢。

　　适应证　颈椎关节僵硬。

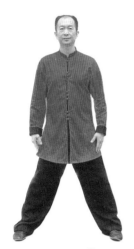

左右开弓①

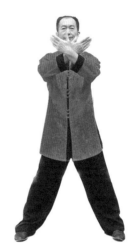

左右开弓②

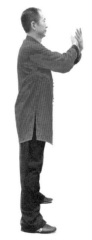

左右开弓②（侧）

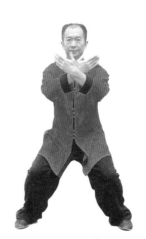

左右开弓③

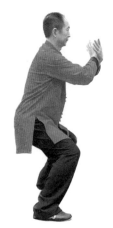

左右开弓③（侧）

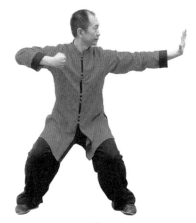

左右开弓④左式

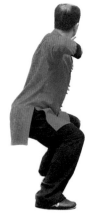

左右开弓④左式（侧）

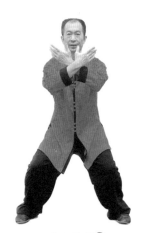

左右开弓⑤

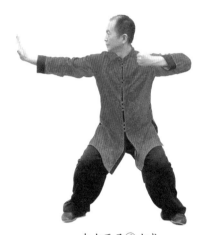
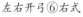
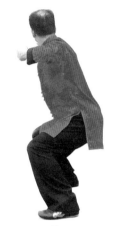

左右开弓⑥右式　　　　　　　左右开弓⑥右式（侧）

图 4-9　左右开弓分解动作

10. 收势

　　动　作　接上式，两脚平行开立，与肩同宽，小臂外旋，掌心向上（图 4-10①），屈肘，手向头上方画弧，左脚向右脚靠拢，同时吸气；掌心向下，经头前慢慢下落，同时呼气，导气至"涌泉"穴（图 4-10②），提手、落手，重复 3 遍后双手相交置于小腹丹田处，男左手在内，女右手在内（图 4-10③），意念全身真气沉入气海，不再启动，约 3min，恢复直立（图4-10④）。

　　要　领　病气自上而下入地，收功时意守小腹。

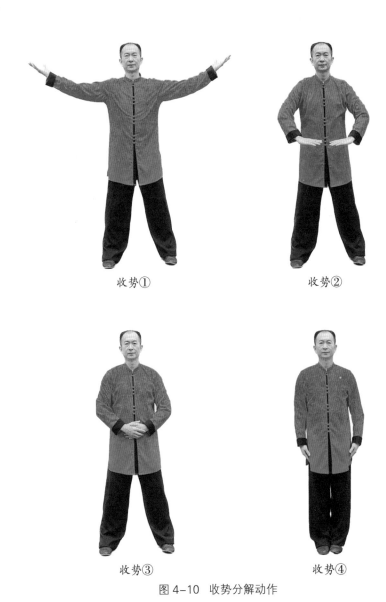

收势①　　　　　　　　　收势②

收势③　　　　　　　　　收势④

图 4-10　收势分解动作

五、南少林对证练功

南少林功法针对颈椎病实施对证治疗，每个证型的功法主要由起势、站桩、动作、收势构成，运动与意念相配，起到对应疗效。练功频率控制在每日 1~2 次，每次的时间根据自身情况而定，达到舒服、微汗、不吃力即可。颈椎病的发作期建议患者减少运动，练习坐功和卧功，即躺着或者坐着，并且用正念想象"消炎止痛、活血化瘀"等功效。另外，缓解期、康复期患者对证练功如下。

1. 风寒湿型

（1）韦陀献杵

动　作　立正姿势（图 5-1 ①），左脚横跨一步，与肩同宽（图 5-1 ②）。双手握拳提至两侧腰部（图 5-1 ③），左手提掌绕弧，右手握拳（图 5-1 ④~⑤），左掌覆盖于右拳上（图 5-1 ⑥），双手从腰间向前推出，掌尖与鼻头同高，两臂微屈（图 5-1 ⑦），而后两臂缓缓下落至体侧，重复 3 次。

要　领　眼随左手抬起，落于右拳，拳向前推出后，眼看远处。起手时吸气，拳推出时呼气。

功　用　调心安神。

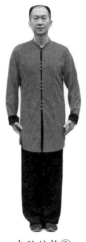

韦陀献杵①

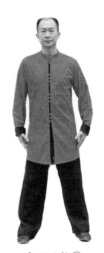

韦陀献杵②

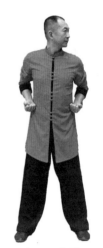

韦陀献杵③

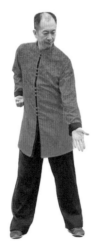

韦陀献杵④

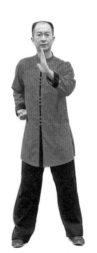

韦陀献杵⑤

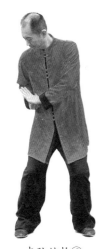
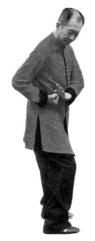
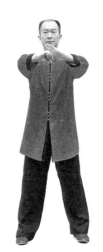

韦陀献杵⑥　　　　　韦陀献杵⑥（侧）　　　　韦陀献杵⑦

图 5-1　韦陀献杵分解动作

（2）托天桩

动　作　接上式，两脚分开，左脚在前，右脚在后，力量分配前四后六，双手抬起，举于头上，手指斜向内，掌心内含，如托球向天（图 5-2），目视前上方，沉肩松肘，臂成弧形，舌抵上腭，含胸，微收会阴。动作持续时间为 5min。

要　领　头要正，肩要顺，腰要稳，膝要屈，脊骨直，呼吸自然。

功　用　强壮筋骨，充盈内气，使风寒湿邪外排，可起健体防身的双重作用。

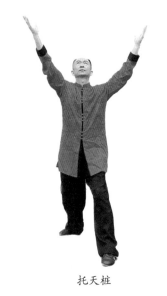
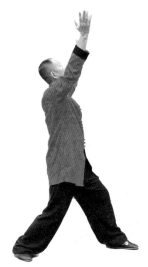

托天桩　　　　　　　　　　　托天桩（侧）

图 5-2　托天桩分解动作

（3）甩手功

动　作　接上式，两脚平行站立，与肩同宽，脚趾及足跟抓压地面，两臂伸直，与身体约成 90°，掌心向下（图 5-3 ①）。小腹内收，提缩肛门，腰背拔直（勿挺胸），上体放松，注重下身，意念中保持上轻下重。两眼平视远处一固定目标，排除杂念。准备向后甩时要踮起脚跟（图 5-3 ②），带动两臂向后下方摇甩发力，臂与身体约成 60°（图 5-3 ③）。这时借肌肉的反作用力，使两手自然向前弹回，重复甩手动作 15 次。

要　领　身体站直，两脚伸直，脚趾用力抓住地面，两脚分开与肩同宽，两臂同方向前后摆动，向后用点气力，向前不用力。

功　用　练功调身，温通手足三阳经。

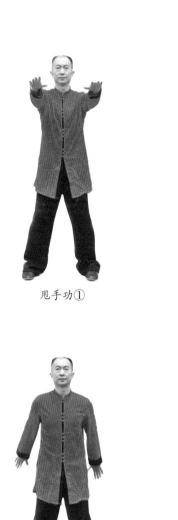

甩手功①

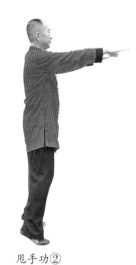

甩手功②

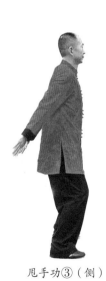

甩手功③

甩手功③（侧）

图 5-3　甩手功分解动作

（4）气息归元

动　作　接上式，两手由下向外侧往上（图5-4①），两臂经头交叉打圆环，经胸前下落（图5-4②），如此重复3次，当两手到头顶时，双掌重叠，一掌心盖在另一掌背上（图5-4③），而后自头顶经面部往胸腹部，缓缓地伸直手臂，下推至小腹部（图5-4④～⑤），收左脚，双手自然垂于身侧。

要　领　抬手吸气，落手呼气。用意念想象从百会穴把能量纳入体内，从宗脉进入丹田。

功　用　培元固本，调气固气。

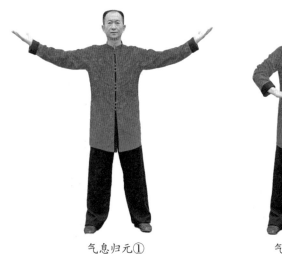 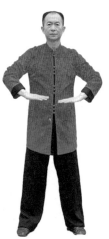

气息归元①　　　　　　　　气息归元②

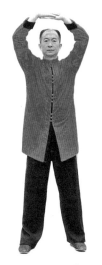

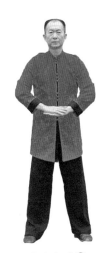

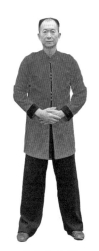

气息归元③ 　　　　　气息归元④ 　　　　　气息归元⑤

图 5-4 气息归元分解动作

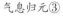

2. 气滞血瘀型

（1）韦陀献杵

动　作 立正姿势（图 5-5 ①），左脚横跨一步，与肩同宽（图 5-5 ②）。双手握拳提至两侧腰部（图 5-5 ③），左手提掌绕弧，右手握拳（图 5-5 ④~⑤），左掌覆盖于右拳上（图5-5 ⑥），双手从腰间向前推出，掌尖与鼻头同高，两臂微屈（图5-5 ⑦），而后两臂缓缓下落至体侧，重复 3 次。

要　领 眼随左手抬起，落于右拳，拳向前推出后，眼看远处。起手时吸气，拳推出时呼气。

功　用 调心安神。

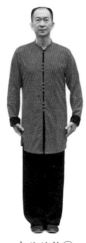

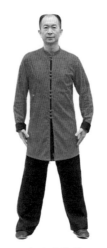

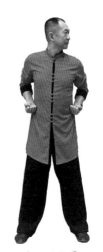

韦陀献杵①　　　　　　韦陀献杵②　　　　　　韦陀献杵③

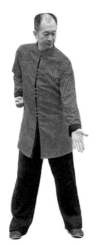

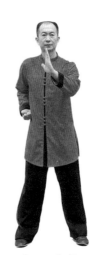

韦陀献杵④　　　　　　　韦陀献杵⑤

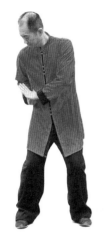
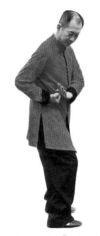
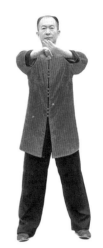

韦陀献杵⑥　　　　　韦陀献杵⑥（侧）　　　　　韦陀献杵⑦

图 5-5　韦陀献杵分解动作

（2）活血桩

动　作　接上式，立身中正，两脚自然分开，与肩同宽，目视前方。两腿自然微屈，左手空心掌置于颈后大椎穴处，间隔一拳距离；右手空心掌置于腹前神阙穴，间隔一拳距离（图5-6①），此为左式。右式动作同左式，双手交换位置（图5-6②）。动作持续时间为5min。

要　领　手掌罩穴位，意念劳宫穴发出金色的光照亮穴位。

功　用　活血化瘀，升阳补气。

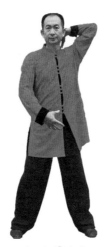
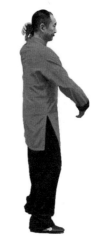

活血桩①左式 活血桩①左式（侧）

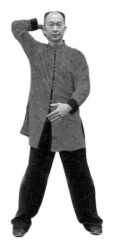
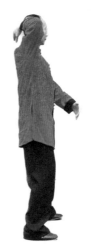

活血桩②右式 活血桩②右式（侧）

图 5-6　活血桩分解动作

（3）摘星换斗

动　作　接上式，收左脚，两手由内经胸前交叉，掌心向内（图 5-7 ①），向外画弧（图 5-7 ②），当左手在身侧下落时，顺势背靠后腰（图 5-7 ③），右手继续打环（图 5-7 ④），足跟随手上下起落，手掌随动作的升降而旋转，当到达头顶时，掌背朝下，仰头，目视手背（图 5-7 ⑤）。头部也随手的转动做横旋，眼随手动。如此连续 3 次，然后换左手，动作照前，方向相反（图 5-7 ⑥～⑨）。

要　领　意守于手掌，尤应注意当手高举于头顶时，吸气稍暂，足跟靠拢，足尖踏地，膝部挺直。

功　用　开阔心胸，活动颈项，升清气，降浊气，气顺则血运。

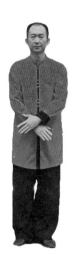

摘星换斗①

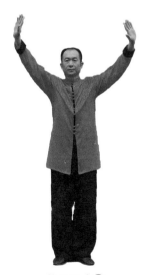

摘星换斗②

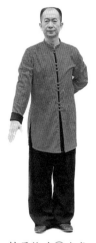

摘星换斗③左式

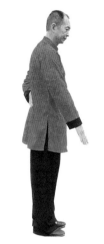

摘星换斗③左式（侧）

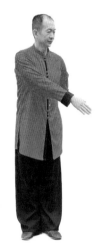

摘星换斗④左式

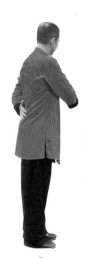

摘星换斗④左式（侧）

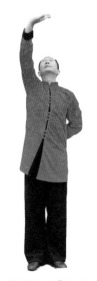

摘星换斗⑤左式

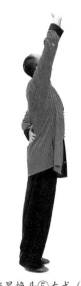

摘星换斗⑤左式（侧）

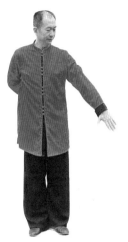
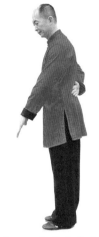
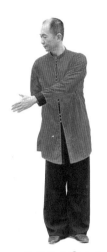

摘星换斗⑥右式　　　摘星换斗⑥右式（侧）　　　摘星换斗⑦右式

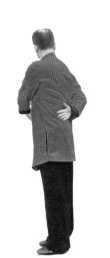
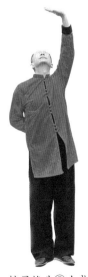
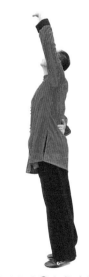

摘星换斗⑦右式（侧）　　　摘星换斗⑧右式　　　摘星换斗⑧右式（侧）

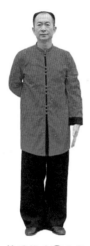
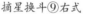
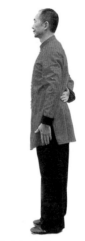

摘星换斗⑨右式　　　　　　　摘星换斗⑨右式（侧）

图 5-7　摘星换斗分解动作

（4）气息归元

动　作　接上式，左脚向左横跨一步，与肩同宽，两手由下向外侧往上（图 5-8 ①），两臂经头交叉打圆环，经胸前下落（图 5-8 ②），如此重复 3 次，当两手到头顶时，双掌重叠，一掌心盖在另一掌背上（图 5-8 ③），而后自头顶经面部往胸腹部缓缓地伸直手臂，下推至小腹部（图 5-8 ④~⑤），收左脚，双手自然垂于身侧。

要　领　抬手吸气，落手呼气。用意念想象从百会穴把能量纳入体内，从宗脉进入丹田。

功　用　培元固本，调气固气。

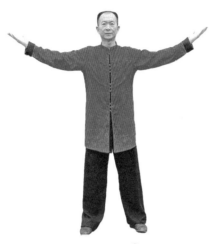
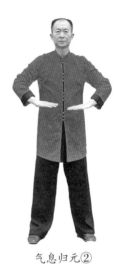

气息归元①   气息归元②

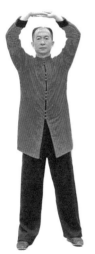
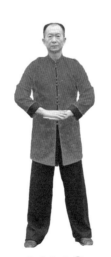
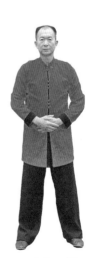

气息归元③   气息归元④   气息归元⑤

图 5-8 气息归元分解动作

3. 痰湿阻络型

（1）韦陀献杵

动　作　立正姿势（图5-9①），左脚横跨一步，与肩同宽（图5-9②）。双手握拳提至两侧腰部（图5-9③），左手提掌绕弧，右手握拳（图5-9④~⑤），左掌覆盖于右拳上（图5-9⑥），双手从腰间向前推出，掌尖与鼻头同高，两臂微屈（图5-9⑦），而后两臂缓缓下落至体侧，重复3次。

要　领　眼随左手抬起，落于右拳，拳向前推出后，眼看远处。起手时吸气，拳推出时呼气。

功　用　调心安神。

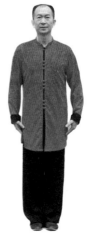

韦陀献杵①

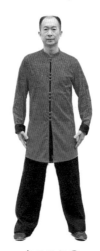

韦陀献杵②

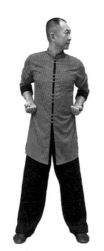

韦陀献杵③

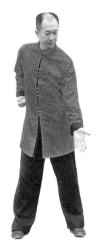

韦陀献杵④

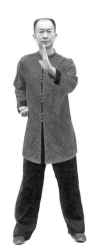

韦陀献杵⑤

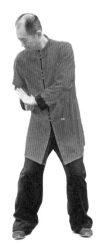

韦陀献杵⑥

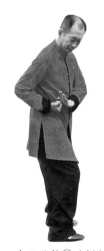

韦陀献杵⑥（侧）

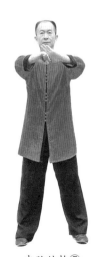

韦陀献杵⑦

图 5-9　韦陀献杵分解动作

（2）无极桩

动　作　接上式，身体自然站立，两脚横开与肩同宽，成"11"字形（图5-10）。头正身直，双目垂帘向前下方斜视，周身放松。两手自然下垂，贴于大腿两侧。舌抵上腭。两腿微微弯曲，将身体的重心放在涌泉穴上。两臂略有弯曲，保持自然松弛的状态。动作持续时间为5min。

要　领　身体放松后，观想自身与茫茫宇宙合为一体，天地元气自头顶百会穴进入身体，缓缓流入丹田，进入忘我境界。

功　用　培养元气，稳固身体重心，增强颈部力量及稳定性，加强脾胃运化能力。

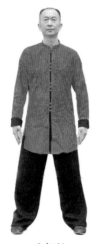
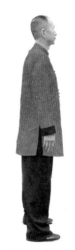

无极桩　　　　　　　　　　　　　无极桩（侧）

图 5-10　无极桩分解动作

（3）旋头拔刀

动　作　接上式，两腿直立，两脚平行分开，与肩同宽，双手下垂腿侧（图5-11①）。两臂伸直向左右外侧往上画弧举起，经头上两臂交叉（图5-11②）下落，左手握拳顺势背靠腰后（图5-11③），同时右手握拳连续画环，经头后往前由左肩角下落，拳眼对肩（图5-11④）。头及腰随手旋转，似右手拔背刀状，两脚要踏实，不可移位，眼随手转（图5-11⑤）。后右手从胸前向外侧画弧至右腿侧（图5-11⑥），称为左式。右手顺势背靠腰后（图5-11⑦），而左手从头后绕前，经右肩角下落至左腿侧，似左手从背后拔刀，动作与左式相同（图5-11⑧~⑩），左右各3次，如此重复旋头拔刀6次。

要　领　屈肘画环，上体各部转动要轻松、灵活、缓慢，自然呼吸。

功　用　增强肩背头颈之力，温通关节经脉。

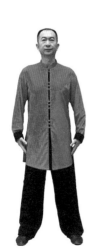
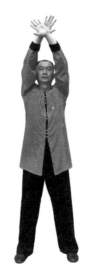
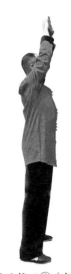

旋头拔刀①　　　　　旋头拔刀②　　　　旋头拔刀②（侧）

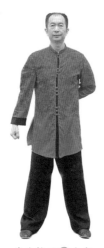
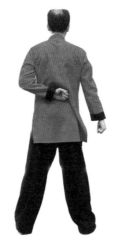
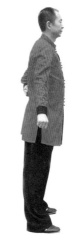

旋头拔刀③左式　　　　旋头拔刀③左式（背）　　　　旋头拔刀③左式（侧）

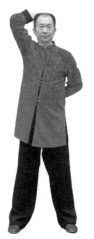
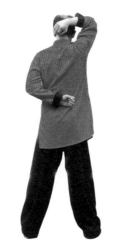
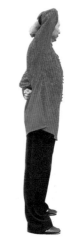

旋头拔刀④左式　　　　旋头拔刀④左式（背）　　　　旋头拔刀④左式（侧）

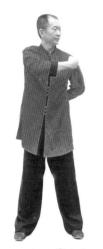
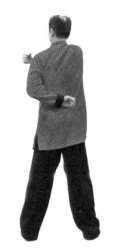
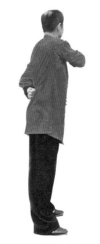

旋头拔刀⑤左式　　　　旋头拔刀⑤左式（背）　　　旋头拔刀⑤左式（侧）

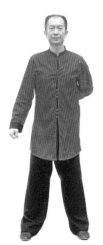
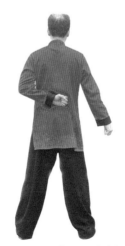
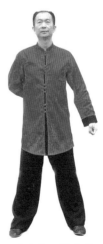

旋头拔刀⑥左式　　　　旋头拔刀⑥左式（背）　　　旋头拔刀⑦右式

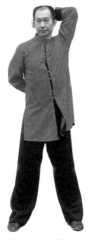
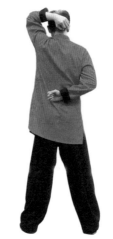
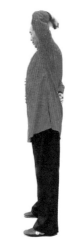

旋头拔刀⑧右式　　　旋头拔刀⑧右式（背）　　　旋头拔刀⑧右式（侧）

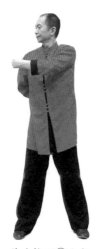
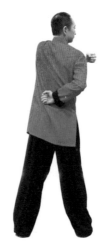
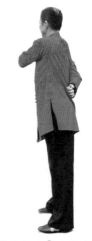

旋头拔刀⑨右式　　　旋头拔刀⑨右式（背）　　　旋头拔刀⑨右式（侧）

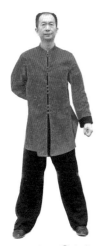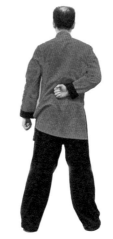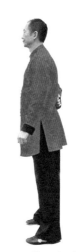

旋头拔刀⑩右式　　　旋头拔刀⑩右式（背）　　　旋头拔刀⑩右式（侧）

图 5-11　旋头拔刀分解动作

（4）气息归元

动　作　接上式，两手由下向外侧往上（图 5-12 ①），两臂经头交叉打圆环，经胸前下落（图 5-12 ②），如此重复 3 次，当两手到头顶时，双掌重叠，一掌心盖在另一掌背上（图 5-12 ③），而后自头顶经面部往胸腹部，缓缓地伸直手臂，下推至小腹部（图 5-12 ④~⑤），收左脚，双手自然垂于身侧。

要　领　抬手吸气，落手呼气。用意念想象从百会穴把能量纳入体内，从宗脉进入丹田。

功　用　培元固本，调气固气。

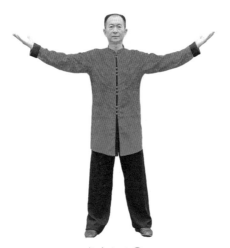
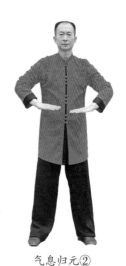

气息归元①   气息归元②

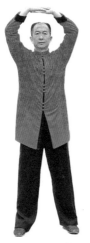
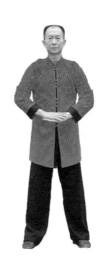
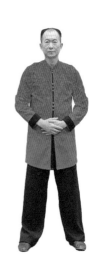

气息归元③   气息归元④   气息归元⑤

图 5-12　气息归元分解动作

4. 肝肾不足型

（1）韦陀献杵

动　作　立正姿势（图5-13①），左脚横跨一步，与肩同宽（图5-13②）。双手握拳提至两侧腰部（图5-13③），左手提掌绕弧，右手握拳（图5-13④~⑤），左掌覆盖于右拳上（图5-13⑥），双手从腰间向前推出，掌尖与鼻头同高，两臂微屈（图5-13⑦），而后两臂缓缓下落至体侧，重复3次。

要　领　眼随左手抬起，落于右拳，拳向前推出后，眼看远处。起手时吸气，拳推出时呼气。

功　用　调心安神。

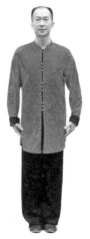

韦陀献杵①

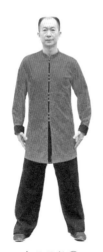

韦陀献杵②

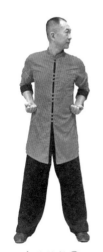

韦陀献杵③

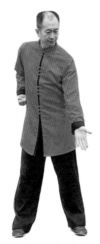
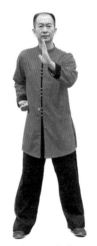

韦陀献杵④ 　　　　　　　　　　韦陀献杵⑤

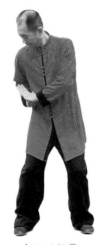
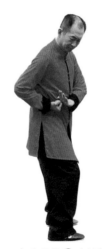
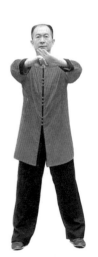

韦陀献杵⑥ 　　　　韦陀献杵⑥（侧） 　　　　韦陀献杵⑦

图 5-13　韦陀献杵分解动作

（2）开合桩

动　作　接上式，双脚平行站立，间距略宽于肩，下颌微收，虚灵顶劲，上身正直，从头向下节节垂直放松，双膝略屈，五趾抓地。双手由身侧缓慢上抬，于胸腹之间的高度形成环抱状，双手掌心相对（图5-14①），掌指斜向前，然后随呼吸配合做双掌之开合（图5-14②～③）。动作持续时间为5min。

要　领　吸气时，小腹随之自然隆起，肩胛骨也随之向下，向后张开，以肩胛带动手臂，手掌外张，双掌劳宫随吸气而内吸；呼气时，肚脐随之内收后贴于命门处，同时肩胛向上向前合，带动手臂，手掌内合，掌心之劳宫外吐。

功　用　打通大、小周天，通督强脊，补益肝肾。

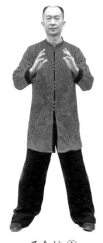

开合桩①

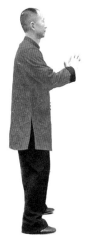

开合桩①（侧）

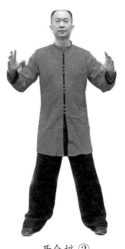 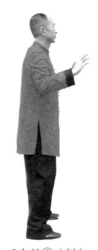 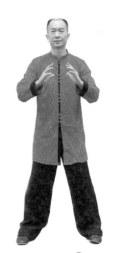

开合桩② 　　　开合桩②（侧）　　　开合桩③

图5-14　开合桩分解动作

（3）鸣鼓击钟

　　动　作　接上式，两腿直立，两脚平行分开，与肩同宽，两臂屈肘向左右侧上举，肘尖朝外，反掌贴于耳部，两中指尖相对，置于枕骨略上处（图5-15①）。身体慢慢后仰，吸气，同时借助肘尖向上旋转之势，两掌轻轻揉按耳部，谓之"击钟"（图5-15②）。身体再慢慢向前下俯，呼气，双肘向胸前靠近，与肩同宽（图5-15③），同时食指压在中指上，并用力滑下，弹扣天柱穴或风池穴，谓之"鸣鼓"（图5-15④）。身体再慢慢上仰，双肘随之左右撑开，吸气（图5-15⑤），如此重复6次。

　　要　领　两腿要伸直，脚踏地，后仰时身体要站稳。

　　功　用　疏通三焦之气，补益肝肾。弹扣天柱穴可增强记忆力，弹扣风池穴可治头晕耳鸣。

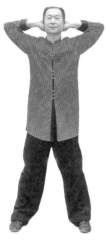

鸣鼓击钟①

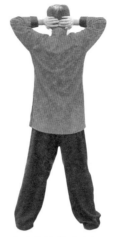

鸣鼓击钟①（背）

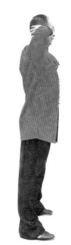

鸣鼓击钟①（侧）

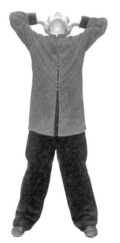

鸣鼓击钟②

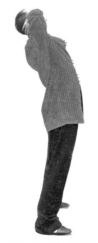

鸣鼓击钟②（侧）

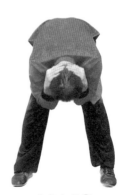

鸣鼓击钟③

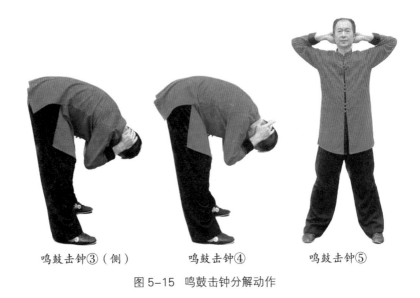

鸣鼓击钟③（侧）　　　　鸣鼓击钟④　　　　鸣鼓击钟⑤

图 5-15　鸣鼓击钟分解动作

（4）气息归元

动　作　接上式，两手由下向外侧往上（图 5-16①），两臂经头交叉打圆环，经胸前下落（图 5-16②），如此重复 3 次，当两手到头顶时，双掌重叠，一掌心盖在另一掌背上（图 5-16③），而后自头顶经面部往胸腹部，缓缓地伸直手臂，下推至小腹部（图 5-16④~⑤），收左脚，双手自然垂于身侧。

要　领　抬手吸气，落手呼气。用意念想象从百会穴把能量纳入体内，从宗脉进入丹田。

功　用　培元固本，调气固气。

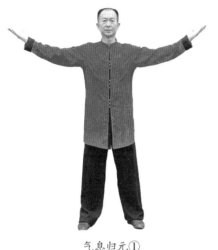

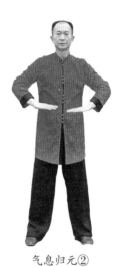

气息归元①   气息归元②

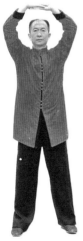

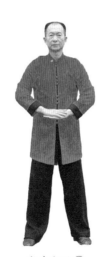

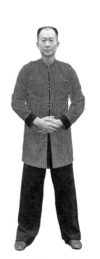

气息归元③   气息归元④   气息归元⑤

图 5-16 气息归元分解动作

5. 气血亏虚型

（1）韦陀献杵

动　作　立正姿势（图 5-17①），左脚横跨一步，与肩同宽（图 5-17②）。双手握拳提至两侧腰部（图 5-17③），左手提掌绕弧，右手握拳（图 5-17④~⑤），左掌覆盖于右拳上（图 5-17⑥），双手从腰间向前推出，掌尖与鼻头同高，两臂微曲（图 5-17⑦），而后两臂缓缓下落至体侧，重复 3 次。

要　领　眼随左手抬起，落于右拳，拳向前推出后，眼看远处。起手时吸气，拳推出时呼气。

功　用　调心安神。

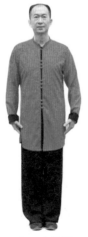

韦陀献杵①

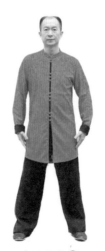

韦陀献杵②

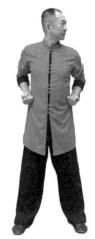

韦陀献杵③

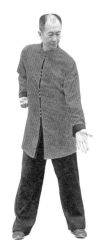
韦陀献杵④

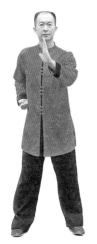
韦陀献杵⑤

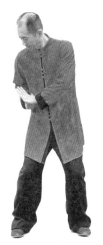
韦陀献杵⑥

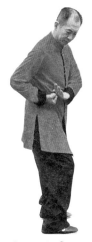
韦陀献杵⑥（侧）

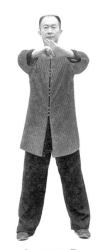
韦陀献杵⑦

图 5-17　韦陀献杵分解动作

（2）培元桩

动　作　接上式，两膝关节微屈，膝关节不超过脚尖。同时，两臂外旋，向前合抱于腹前，双手与脐同高，掌心向内，两掌指间距约10cm（图5-18）。目视前方，意守丹田，全身放松。

要　领　头向上顶，下颏微收，舌尖抵上腭，嘴唇轻闭，沉肩坠肘，腋下虚掩，舒指松腕，胸部宽舒，腹部松沉，收髋敛臀，上体中正。呼吸徐、缓、匀、细，气沉丹田。动作持续时间为5min。

功　用　培元气，通经络，补益气血。

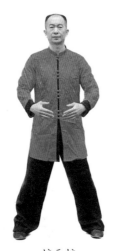 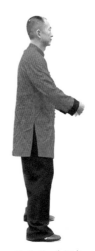

培元桩　　　　　　　　　　培元桩（侧）

图5-18　培元桩分解动作

（3）左右观瞧

动　作　接上式，松腰沉胯，身体重心缓缓下降，两腿膝关节微屈；同时，两臂内旋按于旁，掌心向下，指尖向前，目视前方（图5-19①）。接着两臂充分外旋，掌心向外，头向左后转，动作略停，目视左斜后方（图5-19②）。本式一左一右为一遍，右式动作与左式相同，方向相反（图5-19③～④），共做3遍。最后一遍时，两腿膝关节自然伸直，双手自然下垂，目视前方。

要　领　头向上顶，肩向下沉，转头不转体，旋臂，两肩后张。

功　用　刺激颈部大椎穴、背部膏肓穴。同时，改善颈部及脑部血液循环，有助于缓解中枢神经系统疲劳，加强气血循环。

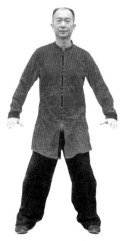

左右观瞧①

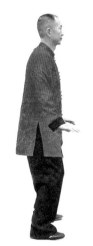

左右观瞧①（侧）

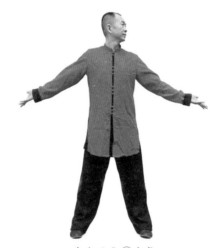
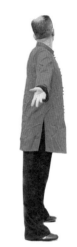

左右观瞧②左式　　　　　　　　左右观瞧②左式（侧）

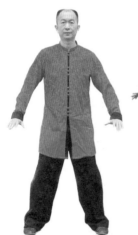
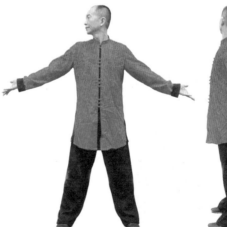

左右观瞧③　　　　左右观瞧④右式　　　　左右观瞧④右式（侧）

图 5-19　左右观瞧分解动作

（4）气息归元

动　作　接上式，两手由下向外侧往上（图5-20①），两臂经头交叉打圆环，经胸前下落（图5-20②），如此重复3次，当两手到头顶时，双掌重叠，一掌心盖在另一掌背上（图5-20③），而后自头顶经面部往胸腹部，缓缓地伸直手臂，下推至小腹部（图5-20④～⑤），收左脚，双手自然垂于身侧。

要　领　抬手吸气，落手呼气。用意念想象从百会穴把能量纳入体内，从宗脉进入丹田。

功　用　培元固本，调气固气。

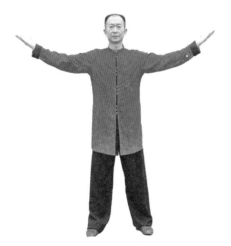

气息归元①

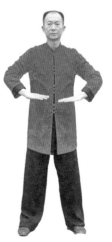

气息归元②

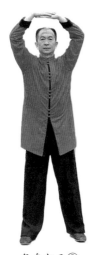
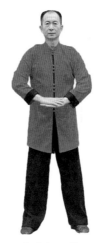
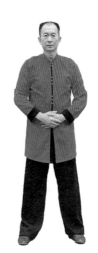

气息归元③ 　　　　　　气息归元④ 　　　　　　气息归元⑤

图 5-20　气息归元分解动作

六、颈椎病常规疗法

颈椎病是骨科临床常见病与多发病，治疗方法有很多，除了具有代表性的南少林功法外，南少林特色中药内服、中药外敷和熏蒸对颈椎病的防治同样疗效显著。颈椎病发病机制复杂，因而治疗手段尚无统一的标准，目前除上述方法外，还可以用艾灸、温熨、按摩、刮痧、拔罐、电疗等措施进行日常防治。以上方法均须在专业医师指导下使用。

1. 中药内服

中药内服是中药口服后，经消化吸收而发挥治疗作用，是千百年来中医治疗疾病的基本方法。口服中药的传统剂型有汤剂、丸剂、散剂、膏剂等。近年来，随着中成药生产工艺的发展，片剂、冲剂、糖浆剂、口服液等也已广泛应用。内服中药加减运用灵活，对症性强，药物吸收快，疗效显著且风险小。颈椎病南少林特色中药内服方如下。

（1）颈椎病汤

组　成　黄芪30g，丹参15g，白芍15g，木瓜9g，葛根20g，天麻9g，延胡索9g，威灵仙9g，淫羊藿9g，川续断12g，牛膝9g，甘草3g。

用　法　水煎服，一日1剂。

主　治　颈椎病。

方　解　颈椎病系颈椎及周围筋肉损伤或退行性改变，使气血、经络受阻，因而引起颈肩臂疼痛、麻木或头晕、猝倒等症状。治疗应益气活血，补肾壮骨，通络止痛。方中黄芪、丹参益气活血，为君药。白芍养血，柔肝止痛；延胡索活血化瘀，消滞止痛，二者为臣。佐以淫羊藿、川续断、牛膝补益肝肾，强壮筋骨；木瓜、威灵仙祛风胜湿，通络止痛；葛根发表解肌，引药至头项；天麻祛风通络，止头晕头痛。甘草调和诸药，为使。本方为治疗神经根型或椎动脉型颈椎病之良药。

（2）术苓半夏汤

组　成　炒白术20g，茯苓15g，半夏10g，羌活10g，钩藤15g，枳实10g，陈皮10g，远志10g。加减：舌红口干，肝火较旺者可加天麻、石决明、菊花、生地黄、龙胆草、刺蒺藜、白芍；阴虚较甚，舌红少苔，脉细数弦者可选加麦冬、沙参、玄参、生地黄、生白芍、酸枣仁、柏子仁；气血亏虚，舌淡苔白，脉细者可选加当归、黄芪、酸枣仁、柏子仁、熟地黄、阿胶；湿胜者可选加泽泻、薏苡仁、藿香；胸闷胁肋不适者可加柴胡、香附、青皮、郁金、白芍、太子参。

用　法　水煎服，一日 1 剂，可连续服用 1~2 周。

主　治　头晕目眩、头昏脑涨、颈项拘急、项背酸楚之颈性眩晕。

方　解　术苓半夏汤重在治痹。白术为君，《本经疏证》曰："风寒湿痹、死肌、痉、疸，不得尽谓脾病，而以术为主剂者，则以湿为脾所主，湿能为患，固属脾气不治，一也；脾主肌肉，介在皮毛筋骨中，痹与痉，病在肌肉内，死肌及疸，病在肌肉外，旁病则当取中，二也；筋骨皮毛，均非驻湿之所，惟肌肉间为可驻湿，三也。知此，则凡痹、死肌、痉、疸之系乎风寒湿者，皆术主之矣。白术之效，于风胜湿者为最宜，寒胜者为差减。"此外，《名医别录》也说白术"主大风在身面，风眩头痛"，《药性论》也认为白术"主大风顽痹"。茯苓健脾化痰，宁心安神，利水渗湿，为臣，重在治湿痹。半夏为臣，取其燥湿化痰，以及和中健胃、降逆止呕、消痞散结等协同作用。佐以钩藤清热平肝、镇痉息风，陈皮理气化痰，枳实破气消积、化痰除痞，远志安神、祛痰，羌活祛风胜湿止痛，能解头、颈、项上部太阳经痰湿痛。本方也体现了经典古方半夏白术天麻汤、二陈汤、温胆汤等方要义。

（3）颈复宁丸

组　成　肉苁蓉 15g，巴戟天 15g，骨碎补 12g，川续断 12g，生地黄 10g，鸡血藤 10g，木香 6g，羌活 6g。

用　法　制丸口服，一次 6g，一日 2 次，用开水或可加适量黄酒送服。

主　治　颈椎病、肩周炎所致的疼痛等症。

方　解　颈椎病是中老年人的常见病和多发病，在中医学

中属"痹证"范畴，主要由于肝肾不足、劳伤及颈项经脉气血
受阻，致气血亏虚，气血瘀阻，颈项经络失养，引起疼痛、麻
木、眩晕等症状。方中肉苁蓉、巴戟天补肾阳，益精血，强筋骨，
为君药。骨碎补、川续断补肾强骨，续伤止痛，为臣药。佐以
鸡血藤、生地黄补血活血，舒筋通络。木香、羌活行气止痛，
健脾消食，为使药。诸药共奏补益肝肾、养血活血、理气止痛
之功效。

（4）颈椎病1号方

　组　成　羌活 12g，川芎 12g，防风 10g，荆芥 10g，蔓荆
子 9g，桂枝 10g，藁本 9g，甘草 3g。

　用　法　水煎服，一日 1 剂。

　主　治　颈椎病（风寒湿痹证）。

　方　解　本方主治为风湿在表，其证多由汗出当风，风湿
之邪侵袭肌表所致。风湿之邪客于太阳经脉，经气不畅，致颈
部、头部疼痛，身重。风湿在表，宜从汗解，故以祛风胜湿为法。
方中羌活为辛苦温燥之品，其辛散祛风，味苦燥湿，性温散寒，
可祛风除湿、通利关节，为君药。臣以防风、藁本，入太阳经，
祛风胜湿，且善止头痛。佐以川芎活血行气，祛风止痛；蔓荆
子祛风止痛，荆芥发表散风；桂枝温通经脉，引药至上肢。使
以甘草调和诸药。综合全方，以辛苦温散之品为主，共奏祛风
胜湿之效，使客于肌表之风湿随汗而解。

（5）颈椎病2号方

　组　成　生地黄 10g，地骨皮 15g，玄参 10g，赤芍 10g，
炒白芍 15g，当归 8g，川芎 10g，粉背菝葜（大通筋）15g，葛
根 10g，甘草 3g。

　用　法　水煎服，一日 1 剂。

主　治　颈椎病（阴虚火旺证）。

方　解　玄参泻火解毒，地骨皮清虚火，为君药。生地黄、赤芍、炒白芍凉血滋阴，活血通络，为臣药。佐以当归、川芎行气活血化瘀；大通筋祛风湿，通络止痛；葛根解痉止痛，引药至颈项。甘草调和诸药，为使。全方组合，具滋阴凉血、舒筋活血通络等作用。

（6）颈椎病 3 号方

组　成　半夏 10g，泽泻 10g，黄芪 15g，天麻 12g，神曲 10g，茯苓 20g，苍术 8g，陈皮 6g，当归 8g，川芎 8g，甘草 3g。

用　法　水煎服，一日 1 剂。

主　治　颈椎病（痰湿阻络证）。

方　解　方中黄芪补脾胃，养元气，为君药；苍术、半夏、茯苓、泽泻祛寒湿，化痰饮，为臣药；佐以天麻定虚风，止眩晕；神曲、陈皮理脾胃，助消化；当归、川芎行气活血通络。甘草调和诸药，为使。配合成方，共奏补脾胃、化痰湿、定虚风、行气活血之功效。

（7）颈椎病 4 号方

组　成　黄芪 15g，葛根 10g，蔓荆子 9g，白芍 10g，升麻 5g，当归 10g，川芎 10g，炙甘草 3g。

用　法　水煎服，一日 1 剂。

主　治　颈椎病（气血亏虚、肝肾不足证）。

方　解　《医方集解》曰：“五脏皆禀气于脾胃，以达于九窍；烦劳伤中，使冲和之气不能上升，故目昏而耳聋也。”李东垣曰：“医不理脾胃及养血安神，治标不治本，是不明理也。”又曰：“十二经清阳之气，皆上于头面而走空窍，因饮食劳役，脾胃受伤，心火太盛，则百脉沸腾，邪害空窍矣。"方中黄芪甘温，益气升阳固表，为君。葛根、升麻、蔓荆子轻扬升发，能入阳明，鼓舞胃气，上行头目，中气既足，清阳上升，则九窍通利，耳聪而目明矣，为臣药。佐以白芍敛阴和血；当归、川芎行气，活血通络。甘草和脾胃，调和诸药，为使。

（8）颈舒片

组　成　葛根、川芎、桂枝、白芍、桑枝、天麻、威灵仙、羌活、鸡血藤、制马钱子、甘草。

用　法　每次4片，每日3次，温水送服。

主　治　颈椎病、颈背肌筋膜炎、肩周炎等痹证。

方　解　葛根、桂枝、白芍解肌舒筋，为君药。川芎、鸡血藤、天麻行气、活血，通络，为臣药。佐以羌活、威灵仙、制马钱子祛风湿，利关节，止痹痛；桑枝清热活血，引药上行。甘草调和诸药，为使。诸药合用，共奏解肌舒筋、祛风通络、行气止痛之功。

2. 中药外敷

中药外敷常见有中药散剂、中药水剂、中药膏剂、中药膜剂4种剂型。古人有云："外治之药亦即内治之药，所异者法耳。"中药外敷可通过药物经皮肤渗透与吸收，随血液运行到达病所直接发挥作用，也可通过药物不断刺激皮肤或穴位间接发挥作用。常用外敷中药具有温经散寒、通经活络、祛湿止痛等功效。颈椎病南少林特色中药外敷如下。

（1）舒筋止痛水

组　成　怀牛膝12g，当归18g，红花30g，三棱18g，生草乌12g，生川乌12g，木瓜12g，樟脑30g，五加皮12g，三七粉 18g。

用　法　以上 10 味药，以 70% 酒精 1.5L，密封浸泡 1 个月，分取上清液，外用。皮肤破溃及过敏者禁用。

主　治　颈椎病、腰痛、肩膝关节痛。

方　解　上方制成药水局部涂擦或配合按摩，可起到温通脉络、舒筋活血的作用。对颈腰椎筋肉劳损，气血运行不畅，经络受阻，因而引起颈项肩部或腰部疼痛、僵硬、肢体麻木等不适症状，疗效甚佳。方中当归、红花、三棱、三七、牛膝活血祛瘀；草乌、川乌、木瓜、五加皮逐风邪，散寒湿；樟脑温散止痛；配以 70% 的酒精通血脉，祛寒气，引药势。诸药配合能达到活血舒筋、祛风止痛之目的。

（2）热盐敷

热盐敷是一种纯天然的外敷治疗方法，无不良反应，适合各种人群。粗盐加热后保温性、渗透性强，能把热量渗透进体内，从而加速血液循环、消炎止痛，还可作为药引可引诸药下行。具体操作方法为：取粗盐炒热外敷患处，或粗盐加药物一起炒热使用。热敷时一定要掌握尺度，避免烫伤；使用过的盐袋，可以放置在通风干燥的地方，防止出现受潮或变成硬块而影响下次使用。

3. 熏蒸

熏蒸具有舒筋活络、益气化瘀、滋补元气等功效，在热气的作用下会促进血管扩张，改善患处的血液循环，使药物直接在病灶部位发挥作用，在缓解患者疼痛、增强抗寒能力及改善关节功能障碍方面效果十分显著。除此之外，药物经皮肤渗入筋肉、经脉，通过药物及温热的双重机制发挥作用，改善患处的肌肉痉挛状态，松解组织粘连的现象，从而达到治疗目的。颈椎病南少林特色熏蒸方如下。

（1）痹痛洗剂

组　成　肿节风 10g，忍冬藤 10g，海风藤 10g，络石藤 10g，松节 15g，榕树须 15g，桑寄生 15g，生川乌、生草乌各 3g，当归尾 20g。上肢痛甚，屈伸受限加桑枝、桂枝各 12g，背部不适加杜仲、乌药各 12g。

用　法　加水 1.5~2L，煎汤熏洗患部，每日 1~2 次，每次 20~30min。

主　治　各种痹证。

方　解　风寒湿邪侵袭人体，气血闭阻不通，颈部经脉凝滞，经筋失养，筋骨失衡，发为项痹，宜祛风除湿、止痛通痹。本方用肿节风、忍冬藤、海风藤、络石藤、榕树须、松节、桑寄生祛风胜湿，通络止痛；生川乌、生草乌祛风散寒，温经止痛；当归尾活血化瘀，消肿止痛。全方具有舒通经络、除痹止痛、通利关节之功效。针对上肢及背部等不同部位，分别加桑枝、桂枝及杜仲、乌药等引经药，使药性直达病所。

（2）椒兰颈痛散

组　成　川椒 20g，胡椒 5g，泽兰 40g，紫苏叶 30g，肉桂 15g，伸筋草 40g，羌活 30g，干姜 30g。

用　法　研成细末分装，一瓶 50g。外用加水加热熏蒸或足浴，一次 1 瓶、一日 1 次。

主　治　项痹（风寒湿痹证）。

方　解　本方在临床已使用多年。椒兰颈痛散系基于“痹证机体素虚,阴阳失调,气血不畅,痹阻经络者居多”的观点组方。选用川椒、胡椒、肉桂、干姜温经散寒；泽兰、紫苏叶、羌活祛风胜湿；伸筋草舒筋通络。诸药合用，可温经散寒、祛风胜湿、舒筋通络。本方疗效显著，是适用于风寒湿痹型项痹的外用散剂。

4. 艾灸

艾灸通过艾叶燃烧时产生的温度及独特的红外线辐射产生治疗效果。除此之外，艾叶燃烧产生的抗氧化物质附着在穴位处皮肤上，能够在灸区形成高浓药区，通过腧穴的循经感传，并在热力的作用下渗透达到组织深部，发挥温通经络、宣通气血等功效。

根据患者颈椎病的疼痛部位，可以配合选用百会、天柱、大椎、定喘、肩井、风池、曲池、小海等具有特定疗效的腧穴。这些穴位虽是局部取穴，却为治病之精髓，也是疗效之关键，联合应用可通达关节、活血消肿、祛瘀止痛。

5. 温熨

温熨疗法是传统砭石疗法（砭术）之一。古人发现用烤热的石头放在患处按摩可以减轻疼痛，这是最早的温熨疗法。温熨具有养筋荣脉、逐寒祛湿、行气活血通络等功效。与将砭石放在热水浸泡加热等方式不同，电热砭石仪具有方便控制温度、不易烫伤等优点，可有效改善局部血液循环，缓解慢性炎症。具体操作是将电热砭石仪放置于身体的疼痛部位恒温加热，可同时对经络、穴位实施砭石手法操作，如刮、拍、点、摩、擦。

6. 按摩

按摩通过特定的手法或技巧在人体特定的穴位或部位进行按压，平衡肌肉组织，调节炎症状态，具有改善局部血液循环、缓解疼痛、增强肌力等功效。其安全性高，适合在家操作。颈椎病按摩也可选取百会、天柱、大椎、定喘、肩井、风池、曲池、小海等具有特定疗效的腧穴部位。

7. 刮痧

刮痧可促使局部体表温度上升，扩张血管，改善血液循环，促进炎性物质渗出与吸收，从而改善经络气血瘀滞状态，松解组织粘连，提高关节活动度。因此刮痧具有行气活血、疏通经络、祛邪排毒等功效。

刮痧的具体操作：蘸取一定介质（植物油、药油、凡士林等），手握刮痧板（牛角、玉石、砭石、铜钱、瓷汤勺等）在体表特定部位反复刮动、摩擦。手法宜先轻、慢，待适应后再加重、加快；方向宜单向、循经络刮拭（背部督脉和足太阳膀胱经为先），遇痛点（局部阿是穴）、穴位时重点刮拭，以出痧为度。刮痧后饮用温开水，以助机体排毒祛邪；出痧后30min内忌洗冷水澡，夏季出痧部位忌风扇或空调直吹，冬季应注意保暖。

8. 拔罐

拔罐过程中罐内形成的负压条件，可使局部毛细血管迅速扩张充血，甚至破裂出血，随即产生类组胺物质，刺激组织器官功能活力增强，改善血运及新陈代谢，提高机体抵抗力。因此拔罐具有通经活络、行气活血、消肿止痛、祛风散寒等功效。

目前拔罐常用的罐具种类较多，有竹罐、玻璃罐、抽气罐等。抽气罐利用机械抽气原理使罐体内形成负压，罐体吸附于选定的部位。其操作简便、价格低廉、安全系数高，普遍用于个人和家庭的自我医疗保健，是目前较普及的新型拔罐器。玻璃罐使用时应用镊子夹酒精棉球点燃，在罐内绕一圈抽出，而后迅速将罐罩在选定的部位上，即可吸住。使用玻璃罐时切忌火烧罐口，以免烫伤皮肤。拔罐时留罐时间不宜超过 20min，以免损伤皮肤。拔罐常配合走罐、闪罐、刺络拔罐及留针拔罐等方法使用。刮痧与拔罐联合实施，可发挥协同作用。

9. 电疗

随着科技的发展，各种电子理疗仪"飞入寻常百姓家"。电子理疗仪利用恒定电流持续兴奋肌肉组织，引起骨骼肌肉收缩，促进局部血液循环和淋巴回流，从而锻炼肌肉，防止肌肉萎缩。除此之外，还可以提高平滑肌肌张力，改善患者疼痛症状，具有活血化瘀、舒筋活络等功效。电疗的具体操作：患者可取坐位或者卧位，根据颈椎病引起上肢部疼痛放射方向的不同，分别选取手阳明大肠经、手太阴肺经、手厥阴心包经、手少阳三焦经、手太阳小肠经、手少阴心经。为避免对气管和脊髓产生刺激，探头方向避免正对脊髓和气管，如患者感觉咽部不适，应立即变换方向，症状即可缓解。治疗时首先进行低频脉冲电流冲击，兴奋神经肌肉组织，然后再进行中频脉冲电流冲击，改善局部血液循环。冲击波治疗频率、能级等参数需根据患者耐受力及病情程度进行调整，每次持续 20~30min。治疗时应注意局部的防寒保暖，以免加重病情。

七、颈椎病日常保健

随着现代生活方式的改变，长期低头、伏案工作的人群增多，近年来颈椎病的患病率不断上升，且发病年龄有年轻化的趋势。颈椎病的发生与患者职业紧密相关，如会计、办公室人员、打字员、书记员等发病率明显高于其他人群。长时间使用笔记本电脑、低头玩手机的人群发病率也高于其他人群。我们在日常生活中应该时刻注意"颈椎病"的预防。

1. 规范姿势

伏案工作者注意保持脊柱的正直，注意间隔休息，避免长时间维持屈颈姿势。游泳是比较好的锻炼颈肩腰背部肌肉的运动方式。此外，平时还可适当做些头颈部、双上肢的前屈、后伸及旋转活动，尤其是在较长时间低头、伏案工作后，这样既可缓解疲劳，又能锻炼肌肉力量，有利于维持颈椎的稳定性，保护颈椎间盘和小关节。适当做些颈后部肌肉等长收缩抗阻训练，如双手五指交叉放于枕后部，头后仰对抗。这样的训练可以明显增强颈后部肌肉力量，纠正颈椎不稳定的状态。

2. 保暖防寒

平时尽量避免汗出当风、淋雨、冒雪或在寒冷的水中作业。注意天气变化情况，降温时，及时增添衣裤加被褥，可戴上合适的围巾，必要时带上护颈，也可用红外线取暖器照射局部皮肤。

3. 运动保健

颈椎病是可以预防的，预防的目的在于延缓颈椎的老化。在日常生活中，可对颈椎进行运动保健。在颈椎病的早期或者是缓解期可做一些功能锻炼，如颈椎的米字操、瑜伽、八段锦、五禽戏，对颈椎病的预防和症状的缓解都有一定的帮助。在颈椎病的缓解期，或者是有颈椎病的高危因素（比如长期坐位低头）的人群，推荐进行游泳、打篮球、打羽毛球等运动，可有效预防颈椎病。

4. 改善环境

居室要温暖、干燥、舒适、阳光充足、空气流通，避免阴寒湿冷，室温最好控制在20℃左右，相对湿度在45%左右；被褥要常常晾晒；睡觉时应避开风口处。平时睡觉的枕头高度要适宜，材质松软要适度。平躺时，枕头高度建议与自己的拳头等高；侧卧时，枕头高度建议与自己一侧肩宽一致。睡觉时，保证颈椎和胸椎基本在一条直线上。

5. 佩戴护具

颈椎病急性发作期，以静为主，以动为辅，可用颈围或颈托固定1~2周。颈托具有制动、保温、保健的作用，尤其适合长期伏案工作的人群。

6. 及时就医

如果出现颈部酸胀不适，肩背部老是觉得不舒服、沉重；或者单侧胳膊疼痛麻木，感觉障碍，有时痛不得眠；起床或翻身时出现体位性眩晕，同时伴有心慌、胸闷、恶心、想吐、出汗，严重的甚至出现四肢无力，走路像踩棉花，一脚高一脚低，有踏空感，下肢有紧缩感时，都要警惕颈椎病。此时应及时就医，明确诊断，对症治疗。

八、附图

1. 颈椎解剖图

颈椎病分型示意图（图 8-1）。

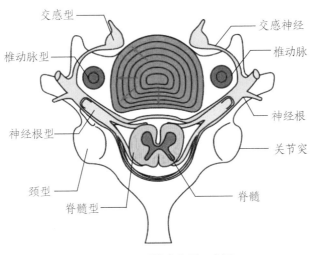

图 8-1　颈椎病分型示意图

2. 常用穴位图

（1）百会　两耳尖与头正中线相交处，即为本穴（图8-2）。

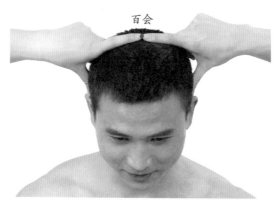

图8-2　百会穴位置图

（2）天柱　颈后两条大筋，在其外侧，后发际边缘可触及一凹陷处，即为本穴（图8-3）。

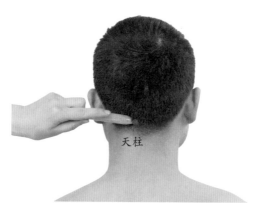

图8-3　天柱穴位置图

（3）**大椎** 坐位，低头，在后正中线上，颈背交界最高骨突（第7颈椎棘突）下方凹陷处，即为本穴（图8-4）。

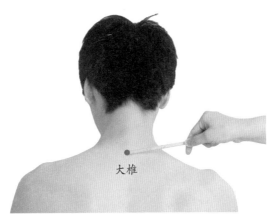

图8-4 大椎穴位置图

（4）**定喘** 大椎旁开半横指处，即为本穴（图8-5）。

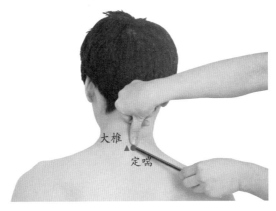

图8-5 定喘穴位置图

（5）**肩井** 大椎和锁骨肩峰端连线的中点处，即为本穴（图 8-6）。

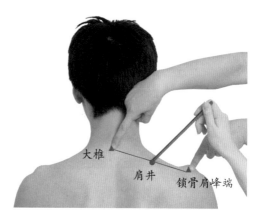

图 8-6 肩井穴位置图

（6）**风池** 后脑高骨下两条大筋外缘凹陷，与耳缘齐平处，即为本穴（图 8-7）。

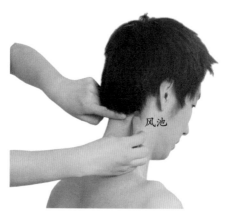

图 8-7 风池穴位置图

（7）**曲池**　抬臂屈肘，手臂拇指一侧对胸，肘横纹桡侧端与肘横纹外侧骨突连线的中点，即为本穴（图8-8）。

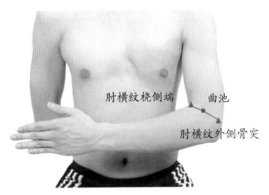

图8-8　曲池穴位置图

（8）**小海**　屈肘时，肘尖最高点与肘部内侧高骨最高点之间凹陷处，即为本穴（图8-9）。

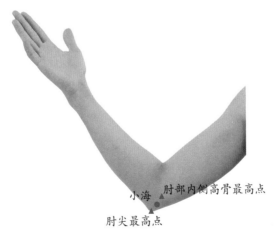

图8-9　小海穴位置图

南少林骨伤流派传承工作室

南少林骨伤功法探秘

肩周炎防治

吴广文　鄢行辉　吴国天◎主编

海峡出版发行集团
THE STRAITS PUBLISHING & DISTRIBUTING GROUP

福建科学技术出版社
FUJIAN SCIENCE & TECHNOLOGY PUBLISHING HOUSE

编 委 会

序

　　南少林系唐初嵩山少林寺"勇救唐王"十三棍僧之
一的智空大师入闽建立的。武僧经常受伤，必须具备防
伤治伤技能。南少林在传承过程中集"禅""医""武"
之大成。2012年12月"南少林骨伤流派"列入第一批
全国中医学术流派传承工作室建设项目。

　　《南少林骨伤功法探秘》系作者多年从事南少林骨
伤医疗与武术教学的经验总结。该书包括颈椎病、肩周炎、
腰椎间盘突出症、网球肘、老寒腿防治五个部分。颈椎病、
肩周炎、腰椎间盘突出症、网球肘、老寒腿（膝骨关节炎）
均为骨伤科常见病、多发病，采用南少林手法、练功及
中医药内服外治综合治疗，疗效良好。其中南少林手法
既符合中医骨伤科"动静结合""筋骨并重""内外兼治""医
患合作"的治疗原则，又融汇南少林骨伤流派"医武贯
通""动作贯通""气息贯通"的特色，临证可达到"手
随心转，法从手出"的境界。

　　该书在展现南少林骨伤特色疗法的同时，针对现代
生活的特点和需要，突出南少林骨伤练功法的养生保健
功能，为读者提供了一套简便易学的骨伤治疗与养生方

法，既可有效解除患者疾苦，又有益于大众身心健康。
《南少林骨伤功法探秘》付梓之际，作者嘱余写序。余
拜读该书后，深感其内容遵循"禅""医""武"结合
的南少林骨伤流派学术思想，且通俗易懂，图文并茂，
易学易用，对读者多有裨益，故乐为之序。

王和鸣

2023 年 8 月

目　录

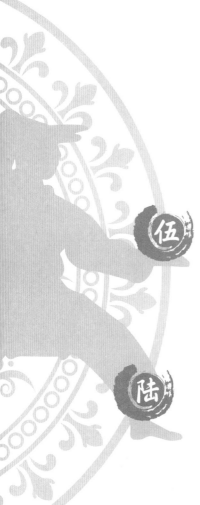

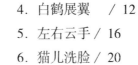

一、肩周炎概述

1. 肩周炎是什么

　　您是否有肩关节疼痛，甚至晚上睡觉时会痛醒？您在日常生活中做梳头、穿衣、洗脸、高处取物等动作时，是否会感觉肩膀活动受到限制，且伴有剧烈的疼痛？如果您已经年近或年过五十，那您很有可能得了肩周炎。那到底什么是肩周炎呢？

　　肩周炎，全称为肩关节周围炎，可因肩部受凉引起，多发生于 50 岁左右人群，主要表现为肩关节活动受限，所以又称"漏肩风""五十肩""冻结肩"。该病的主要特点是"广泛"，即肩关节周围疼痛广泛、活动受限广泛和压痛广泛。其发病机制主要是肩关节囊及其周围韧带、肌腱发生慢性无菌性炎症，滑膜水肿、充血并伴有大量渗出。起初症状较轻，表现为肩关节冷痛、酸痛、刺痛，因疼痛加重患者主观上不愿活动肩关节，加之后期关节囊增厚、挛缩，关节外肌腱、韧带大范围粘连，导致肩关节在各个方向上的活动受限，严重影响患者的生活和工作。

　　那么，肩周炎的发病原因是什么呢？肩周炎仅是老年人和受凉后才会得的病吗？事实上，近年来肩周炎的发病人群呈现年轻化的趋势，且女性发病率高于男性，多见于体力劳动者。肩周炎的发病与多种因素密切相关，重视肩周炎发病原因才能做到有效预防。

2. 中医对肩周炎的认识

中医古籍中并无"肩周炎"的病名记载，但根据肩周炎临床表现可将其归属于"肩痹""肩凝"的范畴。中医认为，年过五十，肝肾渐衰，气血虚弱，筋脉不养是肩周炎重要的发病基础，加上跌扑损伤或风寒湿等外邪侵袭，导致筋脉痹阻，气血不通，则发为本病。

（1）内因 《黄帝内经》记载："风雨寒热，不得虚，邪不能独伤人。"《素问·上古天真论》云："女子……七七，任脉虚，太冲脉衰少，天癸竭；丈夫……七八，肝气衰，筋不能动，天癸竭，精少，肾脏衰……。"古人认为，人到了五十岁左右，肝肾亏虚，精血不足，筋脉失养，导致抵御外邪的能力减弱，易受风寒湿等外邪侵害。另外，《张氏医通》认为，肾阳不足，骨髓空虚，筋脉凝滞，气血不通，也是肩痹的重要病因。《素问·痹论》载："阴气者，静则神藏，躁则消亡。饮食自倍，肠胃乃伤……诸痹不已，亦益内也"，又云"此亦其饮食居处，为其病本也"，说明精神烦躁、暴饮暴食、起居失常、劳逸失度这些行为都会消耗人体精气导致气血虚弱，也是痹症发病的重要内因。此外，《素问·痿论》载："宗筋主束骨而利关节也"，所以如果循行于肩部的筋脉受损，也会导致肩膀疼痛，活动不利。手三阳、手太阴、足太阳之经筋均循行至肩臂部，输注气血以濡养宗筋，其经筋循行与肩周炎的发病有着密切的关系。《黄帝内经》认为"肝主身之筋膜"，而肩臂又是筋膜汇聚的地方，故足厥阴肝经虽然不循行于肩臂，但仍与肩周炎发病密切相关。若寒邪侵入，寒邪伤阳，阳气虚弱不能温养筋脉，则会导致肩膀冷痛。

（2）**外因**　《诸病源候论》云："痹者，风寒湿三气杂至，合而成痹。其状肌肉顽厚，或疼痛，由人体虚，腠理开，故受风邪也。"当肝肾不足导致正气亏虚时，人体易受外来风寒湿邪入侵，邪气停滞于筋骨关节，经络气血运行不畅，从而形成痹症。《素问·痹论》又云："其风气胜者为行痹，寒气胜者为痛痹，湿气胜者为着痹也。"《针灸资生经》曰："中年每遇寒月，肩上多冷。"可见风寒湿均为肩痹的致病因素。风、寒、湿邪具有不同的致病特点，常相兼为病，在肩膀感受外邪后，若某一邪气偏盛会引起该邪气特征的临床表现。如夏季吹空调，睡觉时肩膀外露受风受寒，当风邪偏盛时，因风邪具有起病快、变化快、位置不固定等特点，你会觉得有股冷风往肩膀里吹，甚至今天左边肩膀疼，明天右边肩膀疼，这些症状符合风邪的致病特点。当寒邪偏盛时，因寒邪具有主凝滞、主收引的特点，从而导致气血凝结，运行不畅，不通则痛，出现疼痛剧烈的情况。此外，寒邪会致关节筋脉收缩拘急，使关节难以屈伸，活动不利。当湿邪偏盛时，因湿性重浊，极易阻滞气机，导致肩臂沉重疼痛，在阴雨潮湿天气，会加重这种症状，且湿性黏滞，使疾病易迁延，难以治愈。

3. 西医对肩周炎的认识

肩周炎的发病因素复杂，尚未完全明确和统一。当前肩周炎已被证实与解剖结构、退行性病变、内分泌因素和肩关节急慢性损伤等多种因素有关。

（1）**解剖结构**　肩关节是人体最灵活、活动度最大的关节，狭义上指的是肱盂关节。肱盂关节具有肱骨头大而关节盂小而浅的特点，而且关节囊薄而松弛，因此其稳定性差。当给予肩关节长时间、超范围、高速度、大强度的外力作用时，很容易给关节囊、肌腱等结构造成松弛损伤。另外，当肩周软组织结构发生炎症反应时，可诱发肩周炎，肱二头肌腱炎是其中最重要的因素。因肩部活动多且范围广，因此炎症修复缓慢，久而久之，软组织形成广泛粘连，炎症反复出现。

（2）退行性病变　人上了年纪之后，身体机能下降出现退行性改变，肩关节也是如此，例如关节处肌肉、韧带钙化、关节面增生，关节间隙变窄等。有研究发现，肩周炎患者的 X 线片和 CT 检查能清晰地显示冈上肌钙化、肩锁关节及肩胛盂周围骨赘形成、肩峰下间隙减小等。

（3）内分泌因素　随着机体的老化退变，人体激素分泌也发生紊乱。女性 50 岁以后，雌激素水平大幅下降，因雌激素参与骨质代谢的过程，雌激素水平下降会使骨形成减少，骨流失增加，进而导致骨质疏松的发生。肩周炎又好发于 50 岁左右，表明肩周炎与骨质疏松之间存在一定关联性。这也是 50 岁以后女性肩周炎发病率高于男性的原因之一。糖尿病患者因长期血脂代谢紊乱，全身微血管狭窄甚则闭塞，导致肩部的血液供应减少，肩部软组织也易发生退行性改变而诱发肩周炎。另有研究表明，甲状腺疾病（如甲状腺功能减退症、甲状腺功能亢进症）与肩周炎的发生有关联。此外，肩周炎病人的免疫球蛋白 A（IgA）、免疫球蛋白 G（IgG）、免疫球蛋白 M（IgM）、血清总补体活性（CH50）等多项免疫指标都有升高。

（4）急慢性损伤　现普遍认为，肩部急性牵拉伤、挫伤后治疗不当，或长期运动过度或姿势不当对肩关节造成的慢性损伤，也是肩周炎发病的重要原因。肩关节发生急慢性损伤会造成肩关节周围软组织纤维不同程度的断裂，毛细血管损伤，局部出血和水肿，大量组织液和炎症细胞的渗出、浸润，血液、淋巴回流受阻，引起组织缺血缺氧，代谢产物大量堆积，从而发生水肿、疼痛，肩关节囊粘连、增厚、纤维化，最终发生肩周炎。

（5）其他　肩周炎被认为是颈椎病的常见并发症。颈椎病可由骨质增生、椎间孔或椎间隙狭窄、肌肉痉挛等原因压迫、刺激神经根，神经根敏感性增强，引起肩部放射性疼痛，因疼痛血管收缩、痉挛导致血液循环障碍，组织代谢异常引发肩关节周围炎症反应。有研究认为心、肺、胆道疾病也与肩周炎的发生具有一定关联性。和颈椎病一样，心绞痛、心肌梗死、胆囊炎、肺部肿瘤等疾病，常常伴有肩臂部的牵扯痛和放射痛，疼痛可引发炎症反应，并且患者常常因为疼痛而主动限制肩关节的活动，时间一久，不仅会使肩周软组织粘连，而且会使肩周肌肉产生废用性萎缩，诱发肩周炎。所以预防肩周炎的发生，要及时治疗原发病。

二、肩周炎诊断

在生活中，过度劳累或者受到风寒刺激，如夏天长时间吹冷风等，可引起肩颈部不适，最终导致肩周炎的发生。肩周炎是临床常见疾病，常见肩关节疼痛，活动受限，严重者甚至连梳头发、穿衣服等动作都难以完成。中医、西医各自有不同的诊断标准，具体如下。

1. 中医诊断

肩周炎多因外伤劳损、气血不足及风寒湿邪等侵袭肩部，致使经络不通，经气不利，血脉不能濡养筋骨，筋脉拘急而痛，并以肩部长期固定疼痛、活动受限为主要表现的疾病。肩周炎肩部疼痛，呈渐进性加重，昼轻夜重，并可向颈、耳、肩胛及前臂和手放射。肩关节上举、后伸时疼痛加剧，肩部活动受限，严重者不能做穿衣、梳头、洗脸等动作。多见于50岁左右的中年人，女性多于男性，左肩多于右肩，常于肩部受寒后发病，肩部肿胀不明显，肩关节周围有广泛性压痛，日久可见肩部肌肉萎缩。

2. 西医诊断

肩周炎，全称为肩关节周围炎，是肩关节周围肌肉、韧带、肌腱、滑囊、关节囊等软组织损伤、退行性病变而引起的关节囊和关节周围软组织的一种慢性无菌性炎症，以肩关节疼痛和活动不便为主要症状，其主要特点是"广泛"，即疼痛广泛、功能受限广泛、压痛广泛。具体诊断标准如下。

（1）**疼痛** 肩部疼痛多呈弥散性，可向颈、背、臂、手放射，夜间或肩部活动时疼痛加重。

（2）**活动受限** 表现为穿衣、梳头、系裤、摸背等日常生活活动困难。

（3）**肩关节活动功能障碍** 表现肩关节各向的主动、被动活动范围减小，通常以前屈上举、外展、外旋、后伸及后伸内旋屈肘活动的受限为著。

（4）**压痛** 肱骨大结节、肱骨结节间沟、肩峰下缘喙突、肱二头肌腱附着处、大小圆肌及肩胛骨外侧缘等压痛。

（5）**肌肉痉挛** 可触及斜方肌、菱形肌、肩胛提肌等的痉挛及压痛。

三、肩周炎临床分期与分型

肩周炎主要临床表现为初期轻度肩部酸楚、冷痛、酸痛，后期剧痛、钝痛或刀割样痛，且疼痛呈持续性，肩关节各方向的主动和被动活动均受限，患肩怕冷，肩关节周围可触及明显的压痛点，局部肌肉无力，甚至出现肌肉萎缩。本病临床上分为急性期、慢性期和功能恢复期。中医辨证分型为风寒湿型、瘀滞型和气血虚型。

1. 临床分期

（1）**急性期**　起病急骤，疼痛剧烈，肌肉痉挛，关节活动受限，夜间剧痛，压痛范围广泛，喙突、喙肱韧带、肩峰下、冈上肌、冈下肌、肱二头肌长头肌腱、四边孔等部位均可出现压痛。急性期可持续 10~36 周。

（2）**慢性期**　疼痛相对减轻，但压痛仍较广泛，关节功能受限发展到关节僵硬，梳头、穿衣、举臂托物均感动作困难，肩关节周围软组织呈冻结状态。年龄较大或病情较长者，慢性期可持续 4~12 个月。

（3）**功能恢复期**　肩关节隐痛或不痛，功能可恢复到正常或接近正常。功能恢复期可持续 12~42 个月。

2. 辨证分型

（1）**风寒湿型**　主要症状为肩部窜痛，遇风寒痛增，得温痛缓，畏风恶寒。或伴肩部有沉重感，舌质淡，舌苔薄白或腻，脉弦滑。

（2）瘀滞型 主要症状为肩部肿胀，疼痛拒按，以夜间为甚，舌质暗或有瘀斑，舌苔白或薄黄，脉弦或细涩。

（3）气血虚型 主要症状为肩部酸痛，劳累后疼痛加重，或伴头晕目眩，气短懒言，心悸失眠，四肢乏力，舌质淡，舌苔少或白，脉沉细无力。

四、南少林护肩八式

南少林护肩八式是从南少林武医练功法中提炼而形成的，是一种内外功相兼、动静结合的功法，即内练"精、气、神"，外练"筋、骨、皮"，两者结合相得益彰。练习该功法在无病时可以防病强身，有病可以起到治疗作用。对于肩关节疾病，通过练习该功法，可以通经活络、舒筋壮骨、搜风定痛、去瘀生新，起到辅助治疗的作用。练功必须循序渐进，持之以恒。只有这样，才能达到更好的效果。

1. 起势

动　作　两脚平行分开，与肩同宽，双腿自然直立，两臂自然下垂，两手轻贴于大腿外侧（图4-1①~②）。

要　领　排除杂念，宁心静气，气沉丹田。

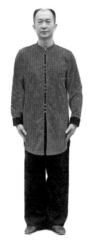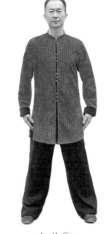

起势①   起势②

图 4-1　起势分解动作

2. 混元一气

　　动　作　接上式，两脚跟内收立正（图 4-2 ①），两臂交叉放于腹前，双手掌心向内（图 4-2 ②），先做吐纳法，舌尖抵上腭，用鼻先长呼气一口，随后长吸气一口。两臂交叉由胸前往上画弧，同时两脚跟靠紧提起，脚尖立地，双眼看向前方，手心向内侧转到头顶时，逐渐转向外侧（图 4-2 ③），两臂经两侧下落，脚跟随手下落着地（图 4-2 ④）。手上升时吸气，下落时呼气，重复 3 次。

　　要　领　起功时呼吸要均匀深长，吐纳法要用鼻吸鼻呼，其他动作可以用自然呼吸法，或以呼吸与动作配合。

　　功　用　吐故纳新，改善气血循环，促进新陈代谢。

　　适应证　全身气血不畅，关节疼痛。

9

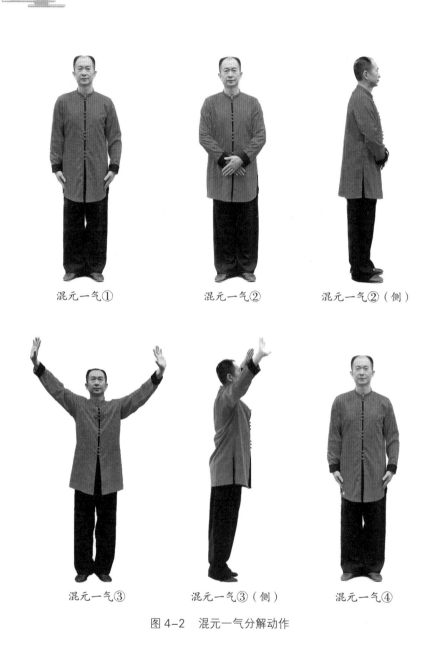

混元一气① 混元一气② 混元一气②（侧）

混元一气③ 混元一气③（侧） 混元一气④

图 4-2　混元一气分解动作

3. 开门见山

动　作　接上式，两腿开立，两臂交叉于腹前。两臂由内经胸前向身体两侧画弧，掌心向外，指尖朝上（图4-3①），上臂外旋侧展，高与肩平，松肩、沉肘、坐腕（图4-3②）。接上势，两手从腰侧经胸前往上向两侧外开而下落，复于腰间（图4-3③），再由内往上画弧，掌心朝外，指尖向上。如此重复6次。

要　领　目视前方，意守于手部的劳宫穴，沉肩坠肘，肘尖不宜远离腰胁部，膝微屈。手内收时吸气，外展时呼气。

功　用　可使郁气外开，气血走布于四肢。

适应证　肩关节不适。

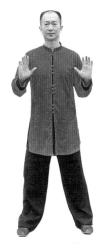
开门见山①

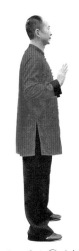
开门见山①（侧）

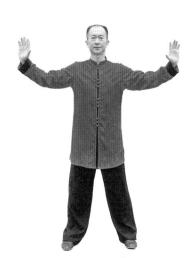
开门见山②

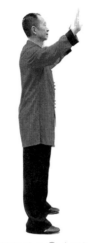
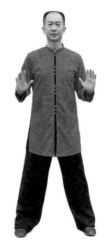

开门见山②（侧）　　　　　　开门见山③

图 4-3　开门见山分解动作

4. 白鹤展翼

动　作　接上式，两脚平行站立，与肩同宽，屈肘，双手掌变勾手置于胸前，掌心向内，肘尖下垂（图 4-4 ①）。后出左腿伸直膝部，脚尖翘起，脚后跟着地（图 4-4 ②）。双手朝前下方画弧斜落，掌与胸平，肘贴近胸胁部，接着左脚尖随手的斜升慢慢踏地，而右脚跟随前脚掌的踏地慢慢提起，身躯随手脚逐渐向前，手由下向外斜朝上画弧，最后双手高与头平（图 4-4 ③）。而后手斜落时，右脚跟着地，左脚尖翘起，身躯后坐（图 4-4 ④），如此重复 3 次。右式同左（图 4-4 ⑤~⑦），方向相反。

要　领　动作向外斜升时要吸气，继向上往内斜落时呼气。勾手的腕部关节及肘部要随动作屈伸活动，手指要灵活。

功　用　活动上肢各关节，温通经脉。

适应证　上肢关节不利。

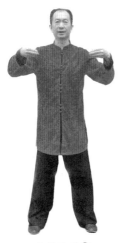
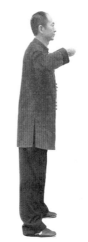

白鹤展翼①　　　　　　　　　白鹤展翼①（侧）

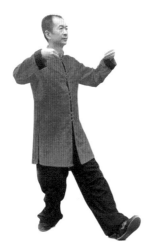
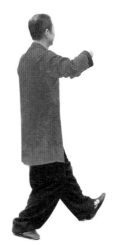

白鹤展翼②左式　　　　　　　白鹤展翼②左式（侧）

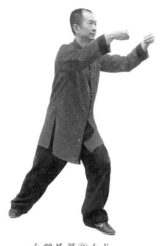
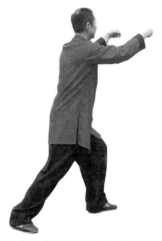

白鹤展翼③左式　　　　　　　白鹤展翼③左式（侧）

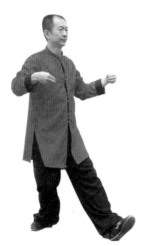
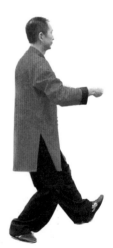

白鹤展翼④左式　　　　　　　白鹤展翼④左式（侧）

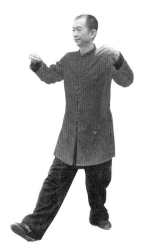

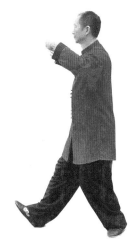

白鹤展翼⑤右式

白鹤展翼⑤右式（侧）

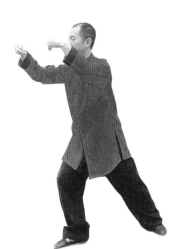

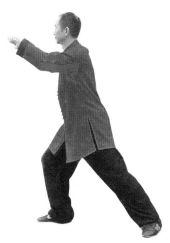

白鹤展翼 ⑥右式

白鹤展翼⑥右式（侧）

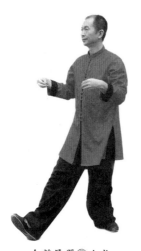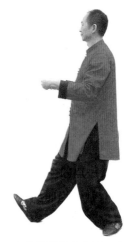

白鹤展翼⑦右式　　　　　　　白鹤展翼⑦右式（侧）

图 4-4　白鹤展翼分解动作

5. 左右云手

动　作　接上式，两脚平行分开，稍比肩宽，屈膝坐臀成马步，上体略向左转，两臂向左下斜伸，掌心相对（图 4-5 ①）。右手由下向上经胸前向右画弧，高与肩平；左手同时由内经腹前向右胁画弧，腰部向右逐渐转动，两膝也随之向右旋转（图 4-5 ②~③）。右手掌心向下由体侧下落（图 4-5 ④），经腹前向左胁画弧。同时，左手也由下向上经胸前向左画弧，前臂内旋掌心朝前，上体随手动作略向左转，两膝随之略向左移。两脚掌踏平，前膝稍屈，后腿略伸，膝随腰动（图 4-5 ⑤~⑥）。动作重复 3 次，此为左式。右式同左式，动作相同，方向相反（图 4-5 ⑦~⑫）。

要　领　左右手画环的动作要舒展，肘不可抬起，以肘为轴转动，其要领在于沉肘。

功　用　宽胸理气，通利肩部关节。

适应证　肩周炎患者。

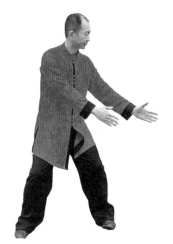

左右云手①左式

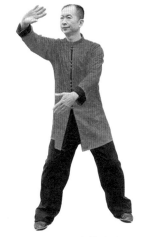

左右云手②左式

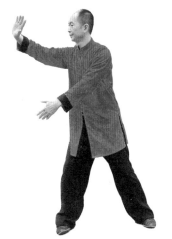

左右云手③左式

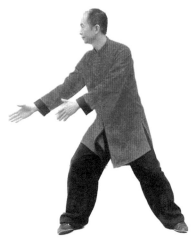

左右云手④左式

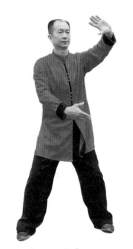

左右云手⑤左式

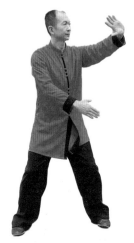

左右云手⑥左式

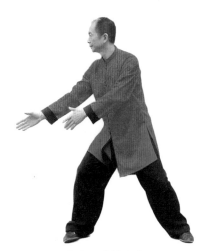

左右云手⑦右式

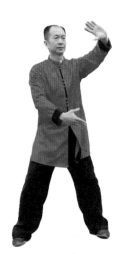

左右云手⑧右式

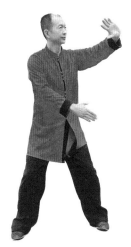

左右云手⑨右式

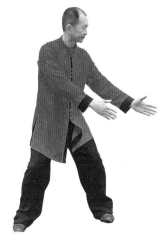

左右云手⑩右式

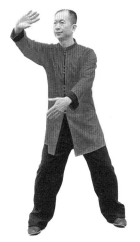

左右云手⑪右式

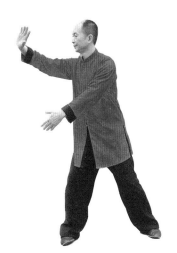

左右云手⑫右式

图 4-5　左右云手分解动作

6. 猫儿洗脸

动　作　接上式，两脚平行分开，比肩稍宽，屈膝，两掌心相对，左臂屈肘，置身左侧，指尖向上（图4-6①）。右掌置右胸前，与胸相距约两拳远，指尖高与胸平，头左转，眼视前掌（图4-6②）。两臂从左侧向前上画弧，左腿向左屈膝，右腿向左微屈曲（图4-6③）。双臂继续往上经面前朝右画弧，双掌高不过眉。同时，右腿向右屈膝，左腿向右微屈曲（图4-6④）。两掌由右侧向下，经胸前再慢慢往上向左侧画弧（图4-6⑤），重复3次。而后换右式（图4-6⑥～⑩），动作相同，方向相反，重复3次。

要　领　两膝做横侧向的屈伸，脚不移动，腰随手脚左右摆动，不旋转，身体保持正向，眼随手动。

功　用　疏经通络。

适应证　肩部酸痛。

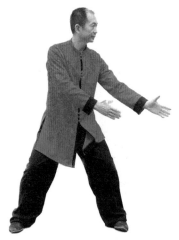

猫儿洗脸①左式

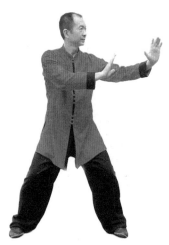

猫儿洗脸②左式

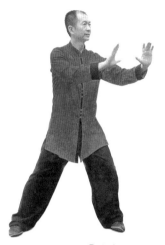

猫儿洗脸③左式

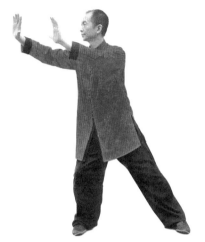

猫儿洗脸④左式

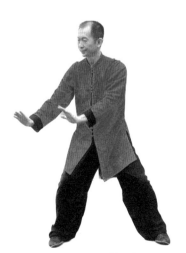

猫儿洗脸⑤左式

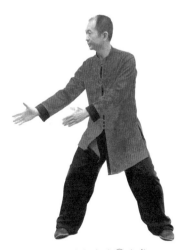

猫儿洗脸⑥右式

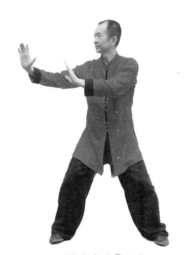
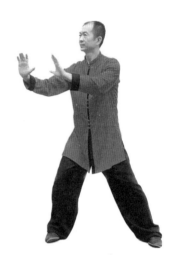

猫儿洗脸⑦右式　　　　　　猫儿洗脸⑧右式

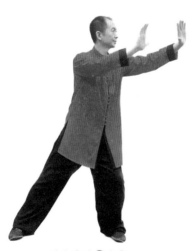
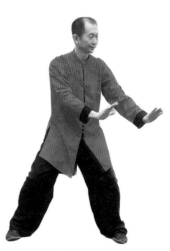

猫儿洗脸⑨右式　　　　　　猫儿洗脸⑩右式

图 4-6　猫儿洗脸分解动作

7. 双鞭滚轮

动　作　接上式，两脚平行分开，与肩同宽，膝微屈，手臂自然下垂。左手往后下斜伸，同时右手向前上斜伸，两臂成一条斜直线（图4-7①）。右手以肩关节为轴由上往下，转后翻上画弧绕环，同时左手以肩为轴由下翻上，转前往下画圆（图4-7②）。两臂在身体两侧的前后上下做圆形转动，以肩关节为轴，一手前，一手后，呈对称式滚转。上体可随手的动作左右扭转，两膝可随动作微屈伸，目视前手为主，如此左右各转3次（图4-7③～④）。

要　领　两手呈侧立掌，气注于小指侧，掌心相对。肘部宜撑直，松而不僵，肩部更要放松，转动方能灵活。

功　用　活动肩关节，强壮腰腿。

适应证　肩关节活动不利。

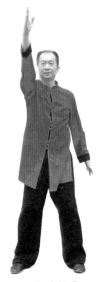 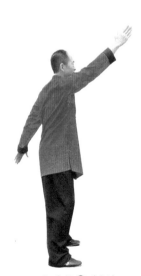 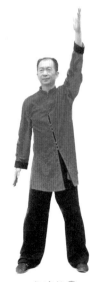

双鞭滚轮①　　　　双鞭滚轮①（侧）　　　　双鞭滚轮②

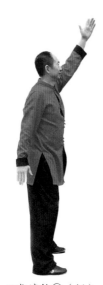
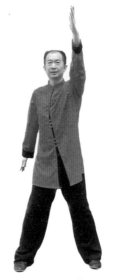
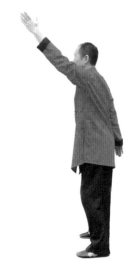

双鞭滚轮②（侧）　　　双鞭滚轮③　　　双鞭滚轮③（侧）

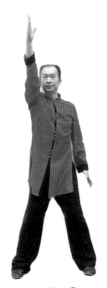
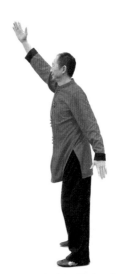

双鞭滚轮④　　　双鞭滚轮④（侧）

图4-7　双鞭滚轮分解动作

8. 荷叶出水

动　作　接上式，身体自然站立，两脚分开，与肩同宽，脚尖向前，两臂自然下垂，目视前方（图4-8①）。右脚向前跨出一步，脚尖内扣，左脚尖稍外撇。两前臂屈肘慢慢向前平举，与腰齐平时，右手渐变仰掌（掌心向上）（图4-8②），左手缓缓前伸往上转内画弧，同时右手复掌（掌心向下）缓缓向后向下（图4-8③）。右掌面翻转为仰掌往前向上画弧，而左手继续画弧，换成复掌向下（图4-8④），再往前转上又复仰掌，这样左右相继上下绕环各3次。腰随前手动作左右扭转，而前腿略屈，脚尖内扣，两膝朝前，后腿略屈，脚尖稍外撇，用自然呼吸法，眼视前手。左式同右式，动作相同，方向相反，重复3次（图4-8⑤~⑦）。

要　领　双手与肩同宽，直向打环，画圆时不高于肩，不低于腹，目视上升的掌心。

功　用　补中益气，温通肩部经脉。

适应证　冻结肩。

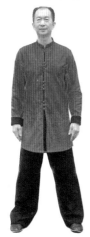

荷叶出水①

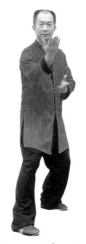

荷叶出水②右式

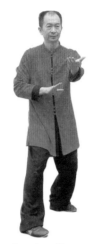
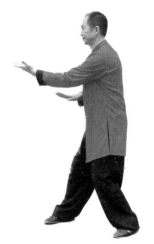

荷叶出水③右式　　　　　　荷叶出水③右式（侧）

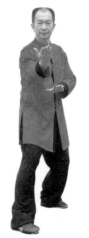
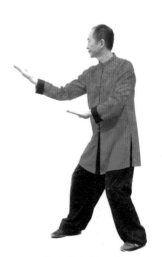

荷叶出水④右式　　　　　　荷叶出水④右式（侧）

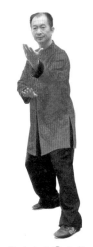 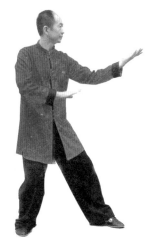

荷叶出水⑤左式　　　　　　　荷叶出水⑤左式（侧）

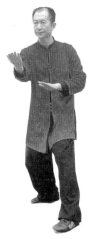 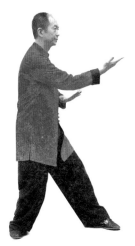

荷叶出水⑥左式　　　　　　　荷叶出水⑥左式（侧）

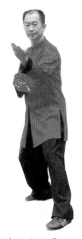 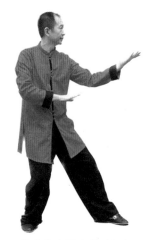

荷叶出水⑦左式　　　　　　荷叶出水⑦左式（侧）

图 4-8　荷叶出水分解动作

9. 展翅飞翔

动　作　接上式，两脚平行分立，目视前方（图 4-9①），两臂交叉下垂于腹前（图 4-9②）。右脚朝右斜前方跨出一大步，同时右手向右侧旁画弧向前上升，高与头平，仰掌（掌心向上），左手同时向下往后画弧，复掌（掌心向下），两手同两脚的方向。头往后瞧，上体略前倾，前腿屈膝，后腿伸直，脚后跟提起，脚尖着地（图 4-9③）。接前势，左手由下向前斜上方画弧，前臂外旋，变复掌为仰掌，右手向后画弧，变仰掌为复掌，上体向后旋转，目视后掌，两手对两脚方向（图 4-9④）。如此左右画弧转体各 3 次，此为左式。右式同左式，动作相同，方向相反，也左右画弧转体各 3 次（图 4-9⑤～⑦）。

要　领　升臂时吸气，往后时呼气。全身动作要轻盈协调，以腰为轴，左右旋转要活泼。

功　用　疏肝解郁，促使气血灌注于关节。

适应证　肩关节功能障碍。

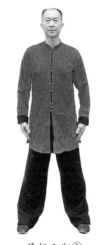

展翅飞翔①

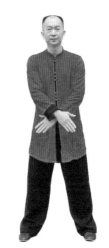

展翅飞翔②

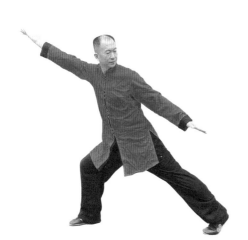

展翅飞翔③左式

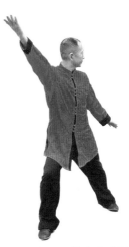

展翅飞翔③左式（侧）

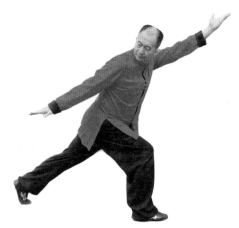

展翅飞翔④左式

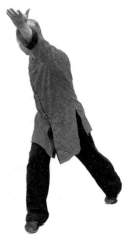

展翅飞翔④左式（侧）

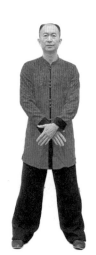

展翅飞翔⑤

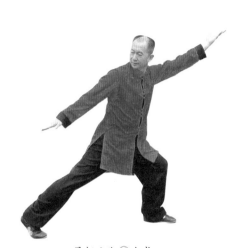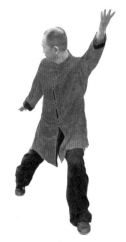

展翅飞翔⑥右式　　　　　　展翅飞翔⑥右式（侧）

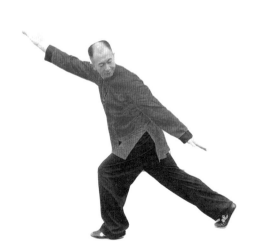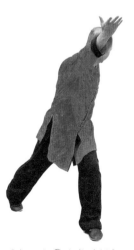

展翅飞翔⑦右式　　　　　　展翅飞翔⑦右式（侧）

图4-9　展翅飞翔分解动作

10. 收势

动　作　接上式，两脚平行开立，与肩同宽，小臂外旋，掌心向上（图4-10①），屈肘，手向头上方画弧，左脚向右脚靠拢，同时吸气；掌心向下，经头前慢慢下落，同时呼气，导气至"涌泉"穴（图4-10②），提手、落手，重复3遍后双手相交置于小腹丹田处，男左手在内，女右手在内（图4-10③），意念全身真气沉入气海，不再启动，约3min，恢复直立（图4-10④）。

要　领　病气自上而下入地。收功时意守小腹。

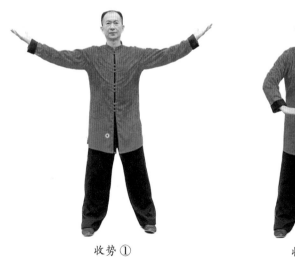

收势①　　　　　　　　收势②

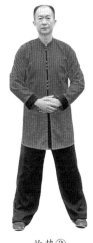
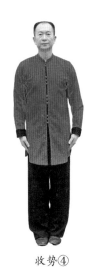

收势③　　　　　　　　　　收势④

图 4-10　收势分解动作

五、南少林对证练功

南少林功法针对肩周炎实施对证治疗，每个证型的功法主要由起势、站桩、动作、收势构成，运动与意念相配，起到对应疗效。练功频率控制在每日 1~2 次，每次的时间根据自身情况而定，达到舒服、微汗、不吃力即可。肩周炎的发作期建议患者减少运动，练习坐功和卧功，即躺着或者坐着，并且用正念想象"消炎止痛、活血化瘀"等功效。另外，缓解期、康复期患者对证练功如下。

1. 风寒湿型

（1）韦陀献杵

动　作　立正姿势（图 5-1 ①），左脚横跨一步，与肩同宽（图 5-1 ②）。双手握拳提至两侧腰部（图 5-1 ③），左手提掌绕弧，右手握拳（图 5-1 ④～⑤），左掌覆盖于右拳上（图 5-1 ⑥），双手从腰间向前推出，掌尖与鼻头同高，两臂微屈（图 5-1 ⑦），而后两臂缓缓落于体侧，重复 3 次。

要　领　眼随左手抬起，落于右拳，拳向前推出后，眼看远处。起手时吸气，拳推出时呼气。

功　用　调心安神。

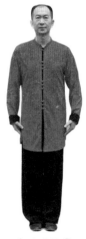
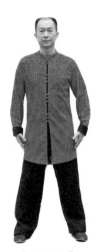
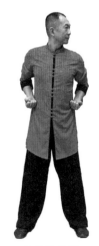

韦陀献杵①　　　　　韦陀献杵②　　　　　韦陀献杵③

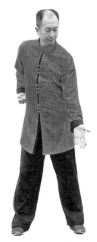

韦陀献杵④

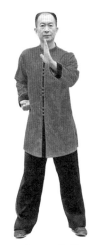

韦陀献杵⑤

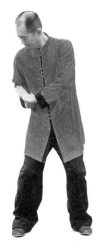

韦陀献杵⑥

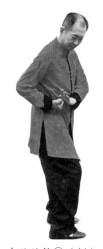

韦陀献杵⑥（侧）

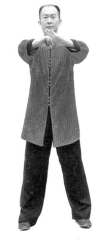

韦陀献杵⑦

图 5-1　韦陀献杵分解动作

（2）剑指桩

动　作　接上式，两腿略宽于肩，自然开立，两腿微屈，两臂松直抬起，手变剑指，虎口向上，眉心舒展，面带微笑，目光平视（图5-2），把远方的声音收入耳底。动作持续时间为5min。

要　领　采用逆腹式呼吸（即吸气时小腹回收，呼气时把小腹鼓起），吸气时意想真气通过百会、涌泉及全身的毛孔同时吸入下丹田。呼气时意想两臂和剑指变成了呼气道，气从剑指出，意念始终不离指尖。

功　用　协调阴阳，祛风除湿，对肩部、肘部关节炎有效。

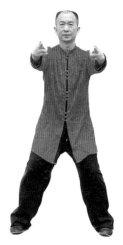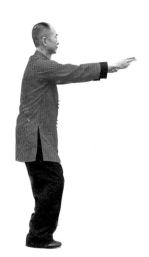

剑指桩　　　　　　　　　　剑指桩（侧）

图5-2　剑指桩分解动作

（3）上肢拍打功

动　作　接上式，拍打时一般从左手手指、手掌开始（图5-3①），沿着手臂的内侧（图5-3②），一边拍打一边向上移动直至肩部（图5-3③～④）；再从肩部沿着手臂外侧拍打直至手背（图5-3⑤～⑥）。连续拍打3遍后，换右手，动作与左手相同（图5-3⑦～⑫）。左右手拍完后，采用转腰甩臂法，一手拍打大椎穴，另一手拍打命门穴，左右交替拍打（图5-3⑬～⑭），各6次。

要　领　上肢拍打的力度，手背应稍轻，手掌宜稍重；手臂外侧宜稍重，内侧应稍轻。

功　用　沟通阴阳气血，疏通肩部经脉，促使风寒湿邪外排。

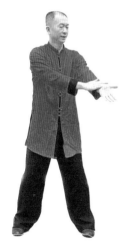 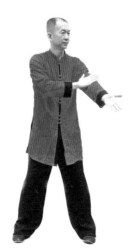 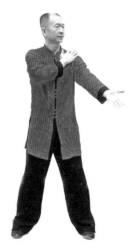

上肢拍打功①左式　　上肢拍打功②左式　　上肢拍打功③左式

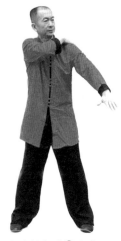 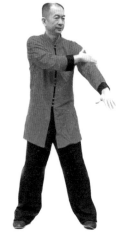 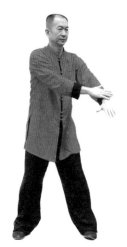

上肢拍打功④左式　　　上肢拍打功⑤左式　　　上肢拍打功⑥左式

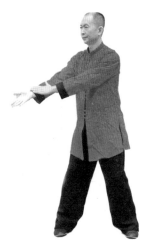 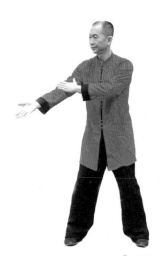

上肢拍打功⑦右式　　　　上肢拍打功⑧右式

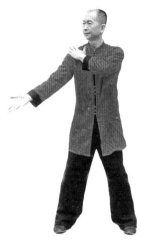

上肢拍打功⑨右式

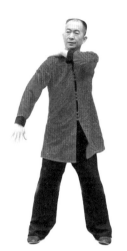

上肢拍打功⑩右式

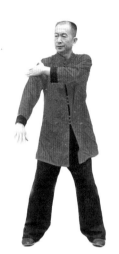

上肢拍打功⑪右式

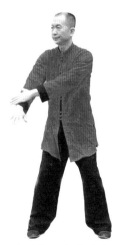

上肢拍打功⑫右式

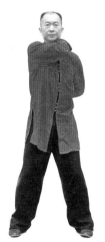

上肢拍打功⑬左式

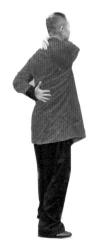

上肢拍打功⑬左式（侧）

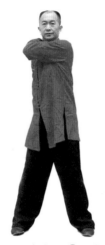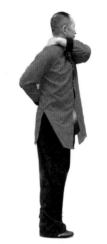

上肢拍打功⑭右式　　　　　上肢拍打功⑭右式（侧）

图 5-3　上肢拍打功分解动作

（4）气息归元

动　作　接上式，两手由下向外侧往上（图 5-4①），两臂经头交叉打圆环，经胸前下落（图 5-4②），如此重复 3 次，当两手到头顶时，双掌重叠，一掌心盖在另一掌背上（图 5-4③），而后自头顶经面部往胸腹部，缓缓地伸直手臂，下推至小腹部（图 5-4④～⑤），收左脚，双手自然垂于身侧。

要　领　抬手吸气，落手呼气。用意念想象从百会穴把能量纳入体内，从宗脉进入丹田。

功　用　培元固本，调气固气。

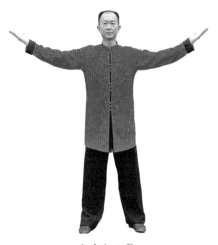

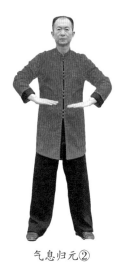

气息归元①

气息归元②

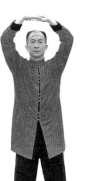

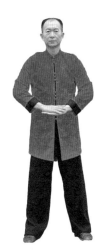

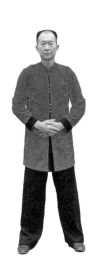

气息归元③

气息归元④

气息归元⑤

图 5-4　气息归元分解动作

2. 瘀滞型

（1）韦陀献杵

动　作　立正姿势（图 5-5 ①），左脚横跨一步，与肩同宽（图 5-5 ②）。双手握拳提至两侧腰部（图 5-5 ③），左手提掌绕弧，右手握拳（图 5-5 ④~⑤），左掌覆盖于右拳上（图 5-5 ⑥），双手从腰间向前推出，掌尖与鼻头同高，两臂微屈（图 5-5 ⑦），而后两臂缓缓落于体侧，重复 3 次。

要　领　眼随左手抬起，落于右拳，拳向前推出后，眼看远处。起手时吸气，拳推出时呼气。

功　用　调心安神。

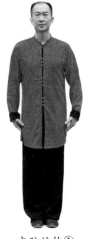
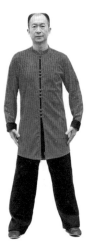
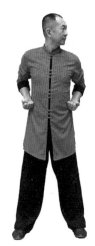

韦陀献杵①　　　　　韦陀献杵②　　　　　韦陀献杵③

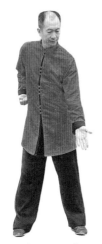
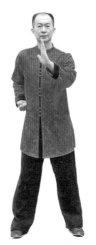

韦陀献杵④   韦陀献杵⑤

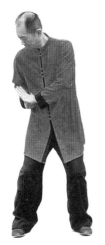
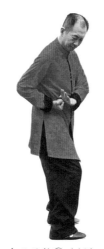
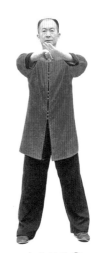

韦陀献杵⑥   韦陀献杵⑥（侧）   韦陀献杵⑦

图 5-5 韦陀献杵分解动作

（2）十字桩

动　作　接上式，双手向两侧分开，两臂平直，掌心向上，双手成"一"字形（图5-6）。动作持续时间为5min。

要　领　两膝伸直，足趾抓地，身体略前倾，意念停留在双手的劳宫穴上。

功　用　活血化瘀，疏通经脉，对肩关节有很好的保养作用。

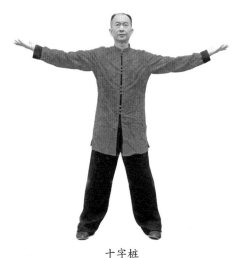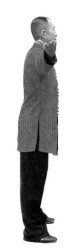

十字桩　　　　　　　　　　　十字桩（侧）

图5-6　十字桩分解动作

（3）铁拳挥舞

动　作　接上式，两脚平行分开，与肩同宽，膝微屈，两手握虚拳，前臂上举，肘尖向下，拳在肩膀前方，约与肩平，目视前方（图5-7①）。屈肘，两臂经胸前画弧内收（图5-7②）。再向外侧旋转（图5-7③），动作重复6次。

要　领　前臂旋转时幅度大小要均匀，用腹式呼吸，内收吸气，外展呼气。内收时意守于手臂内侧用劲，外展时意守于手臂外侧用劲，动作时目视两拳。

功　用　安定心神，调匀呼吸，宣通颈部、肩部、肘部气血。

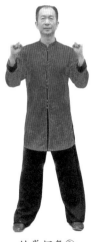

铁拳挥舞①

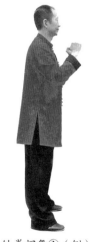

铁拳挥舞①（侧）

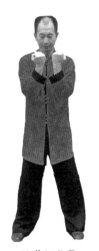

铁拳挥舞②

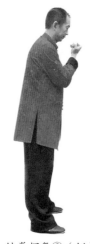 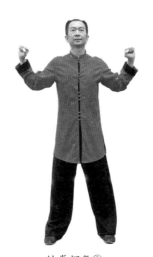 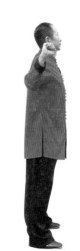

铁拳挥舞②（侧）　　　　铁拳挥舞③　　　　铁拳挥舞③（侧）

图 5-7　铁拳挥舞分解动作

（4）气息归元

动　作　接上式，两手由下向外侧往上（图 5-8 ①），两臂经头交叉打圆环，经胸前下落（图 5-8 ②），如此重复 3 次，当两手到头顶时，双掌重叠，一掌心盖在另一掌背上（图 5-8 ③），而后自头顶经面部往胸腹部，缓缓地伸直手臂，下推至小腹部（图 5-8 ④～⑤），收左脚，双手自然垂于身侧。

要　领　抬手吸气，落手呼气。用意念想象从百会穴把能量纳入体内，从宗脉进入丹田。

功　用　培元固本，调气固气。

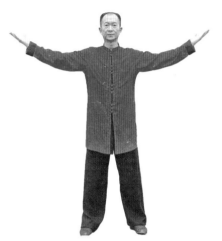
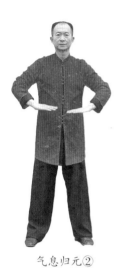

气息归元①   气息归元②

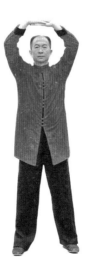
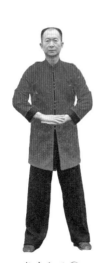
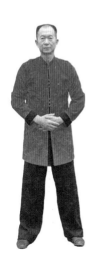

气息归元③   气息归元④   气息归元⑤

图 5-8　气息归元分解动作

3. 气血虚型

（1）韦陀献杵

动　作　立正姿势（图 5-9 ①），左脚横跨一步，与肩同宽（图 5-9 ②）。双手握拳提至两侧腰部（图 5-9 ③），左手提掌绕弧，右手握拳（图 5-9 ④~⑤），左掌覆盖于右拳上（图 5-9 ⑥），双手从腰间向前推出，掌尖与鼻头同高，两臂微屈（图 5-9 ⑦），而后两臂缓缓落于体侧，重复 3 次。

要　领　眼随左手抬起，落于右拳，拳向前推出后，眼看远处。起手时吸气，拳推出时呼气。

功　用　调心安神。

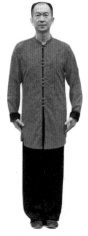
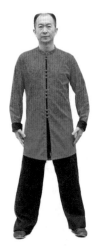
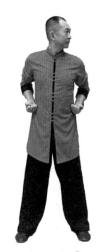

韦陀献杵①　　　　韦陀献杵②　　　　韦陀献杵③

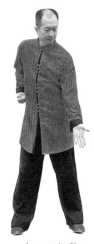

韦陀献杵④

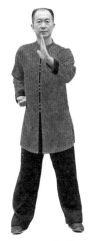

韦陀献杵⑤

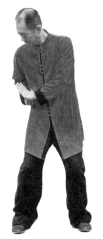

韦陀献杵⑥

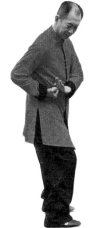

韦陀献杵⑥（侧）

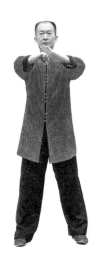

韦陀献杵⑦

图 5-9　韦陀献杵分解动作

（2）混元桩

动　作　接上式，身体正立，两脚分开与肩同宽，脚尖向前，全脚踏地，肩井穴与涌泉穴一线，双眼目视前方。双手缓缓上提到肩前，双手外拉而抱圆，同时裹胯屈膝（图5-10）。动作持续时间为5min。

要　领　呼吸自然，意念手掌劳宫穴发出能量照亮肩部。

功　用　疏通任督二脉，增强肩部气血循环，补益气血。

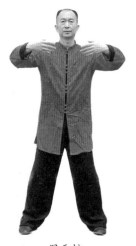 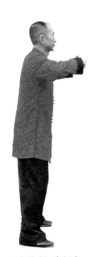

混元桩　　　　　　　　　混元桩（侧）

图5-10　混元桩分解动作

（3）展翅飞翔

动　作　接上式，两脚平行分立，目视前方（图5-11①），两臂交叉下垂于腹前(图5-11②)。右脚朝右斜前方跨出一大步，同时右手向右侧旁画弧向前上升，高与头平，仰掌（掌心向上），左手同时向下往后画弧，复掌（掌心向下），两手同两脚的方向。头往后瞧，上体略前倾，前腿屈膝，后腿伸直，脚后跟提起，脚尖着地（图5-11③）。接前势，左手由下向前斜上方画弧，前臂外旋，变复掌为仰掌，右手向后画弧，变仰掌为复掌，上体向后旋转，目视后掌，两手对两脚方向（图5-11④）。如此左右画弧转体各3次，此为左式。右式同左式，动作相同，方向相反，也左右画弧转体各3次（图5-11⑤～⑦）。

要　领　升臂时吸气，往后时呼气。全身动作要轻盈协调，以腰为轴，左右旋转要活泼。

功　用　疏肝解郁，促使气血灌注于关节。

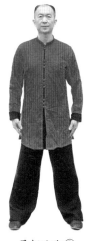

展翅飞翔①

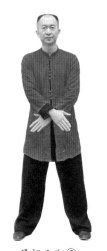

展翅飞翔②

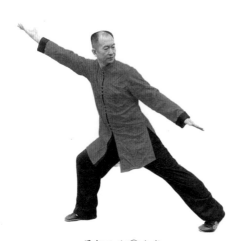
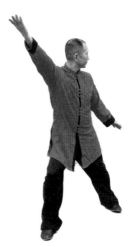

展翅飞翔③左式　　　　　　　展翅飞翔③左式（侧）

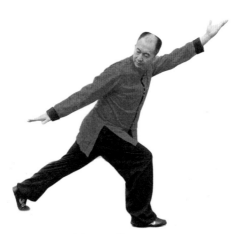

展翅飞翔④左式

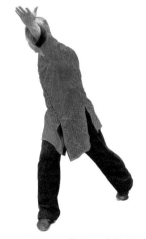
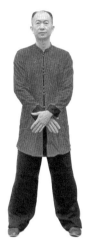

展翅飞翔④左式（侧）展翅飞翔⑤

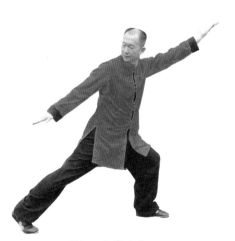
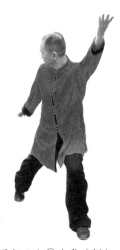

展翅飞翔⑥右式展翅飞翔⑥右式（侧）

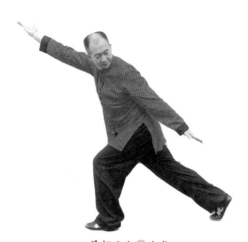 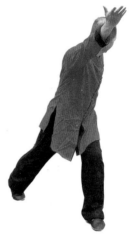

展翅飞翔⑦右式　　　　　　展翅飞翔⑦右式（侧）

图 5-11　展翅飞翔分解动作

（4）气息归元

动　作　接上式，两手由下向外侧往上（图 5-12 ①），两臂经头交叉打圆环，经胸前下落（图 5-12 ②），如此重复 3 次，当两手到头顶时，双掌重叠，一掌心盖在另一掌背上（图 5-12 ③），而后自头顶经面部往胸腹部，缓缓地伸直手臂，下推至小腹部（图 5-12 ④~⑤），收左脚，双手自然垂于身侧。

要　领　抬手吸气，落手呼气。用意念想象从百会穴把能量纳入体内，从宗脉进入丹田。

功　用　培元固本，调气固气。

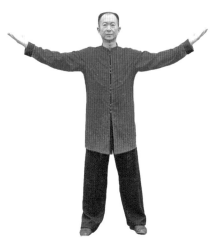

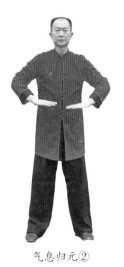

气息归元①

气息归元②

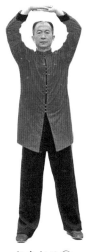

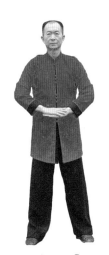

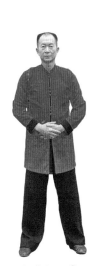

气息归元③　　　　　气息归元④　　　　　气息归元⑤

图 5-12　气息归元分解动作

六、肩周炎常规疗法

肩周炎是骨科临床常见病与多发病，治疗方法有很多，除了具有代表性的南少林功法外，南少林特色中药内服、中药外敷和熏蒸对肩周炎的防治同样疗效显著。肩周炎发病机制复杂，因而治疗手段尚无统一的标准，目前除上述方法外，还可以用艾灸、温熨、按摩、刮痧、拔罐、电疗等措施进行日常防治。以上方法均须在专业医师指导下使用。

1. 中药内服

中药内服是中药口服后，经消化吸收而发挥治疗作用，是千百年来中医治疗疾病的基本方法。口服中药的传统剂型有汤剂、丸剂、散剂、膏剂等。近年来，随着中成药生产工艺的发展，片剂、冲剂、糖浆剂、口服液等也已广泛应用。内服中药加减运用灵活，对症性强，药物吸收快，疗效显著且风险小。肩周炎南少林特色中药内服方如下。

（1）肩凝汤

组　成　羌活 6g，姜黄 6g，当归 12g，白芍 9g，黄芪 12g，防风 6g，延胡索 9g，桑枝 20g，桂枝 20g，炙甘草 3g，生姜 5 片。

用　法　水煎服，一日 1 剂。

主　治　肩凝症（肩关节周围炎）。

方　解　肩周炎又称"肩凝症""冻结肩""五十肩"，主要因外伤劳损、风寒湿邪侵袭肩部，引起肩关节周围筋肉损伤变性，以肩部疼痛与活动障碍为主要特征，多见于 50 岁左右的中年人。治疗原则是祛风散寒，益气活血，柔肝止痛。本方是在《百一选方》蠲痹汤的基础上，将赤芍改为白芍，加延胡索、桑枝、桂枝而成。方中黄芪益气固表，为君；姜黄、当归、延胡索行气活血止痛，为臣；佐以白芍柔肝止痛，羌活、防风、桑枝祛风通络，桂枝、生姜散寒温经；甘草缓急止痛，调和诸药，为使药。

（2）黄芪当归附子薏苡仁汤

组　成　黄芪 30g，当归 10g，制附片 6g，薏苡仁 15g，鸡血藤 15g，白芍 10g，川芎 10g，干姜 6g，桂枝 10g，威灵仙 10g，仙鹤草 15g，甘草 5g。

用　法　一日 1 剂，水煎，分 2 次服用，半个月为 1 个疗程。

主　治　颈肩臂痛证，属寒湿兼气血虚者。

方　解　本方由《金匮要略》黄芪桂枝五物汤加减化裁而来。方中黄芪益气升阳固表，为君。当归、附子、薏苡仁补气血，温经络，祛寒湿，止痹痛，为臣。佐以川芎、白芍、鸡血藤助当归养血通络；干姜温中散寒；桂枝、威灵仙温经祛寒除痹；仙鹤草又称"脱力草"，与补气血之药合用，可调补气血，亦有除风湿之用。甘草调和诸药，为使。本方标本兼顾，故能药到病除。

（3）肩周炎方

组　成　威灵仙 12g，羌活 10g，桑枝 8g，姜黄 10g，当归 10g，鸡血藤 15g，防风 8g，黄芪 15g，伸筋草 10g，蜈蚣 2 条，甘草 3g。

用　法　水煎服，一日 1 剂。

主　治　肩关节周围炎。

方　解　威灵仙辛散走窜，性温通利，通行十二经，功在祛风除湿，通经活络，为君。姜黄辛苦而温，能外散风寒，内行气血，行于肢臂而通血脉，为臣。佐以羌活、桑枝、蜈蚣祛风除湿，通经活络止痛；当归、鸡血藤、黄芪益气养血，活络止痛；防风善走全身以祛风胜寒，解痉止痛。甘草调和诸药，为使。全方共奏祛风湿、通经络、止痉痛之功效。

（4）温通解凝汤

组　成　制川乌12g，桂枝9g，当归12g，生地黄15g，炒白芍12g，姜黄9g，延胡索9g，丹参9g，羌活12g，独活12g，香附9g，秦艽12g，忍冬藤12g，甘草3g。

用　法　水煎服，一日1剂，分2次服。

主　治　肩周炎、颈背肌筋膜炎等（经络痹证）。

方　解　方用制川乌温经散寒，祛风湿，治痹证尤宜，为君药。桂枝温经散寒，通络止痛；丹参活血化瘀；延胡索为血中气药，尤善治一身上下内外各种疼痛。三者为臣药。佐以香附行气通滞，又为气中血药，合延胡索，其通滞止痛之力尤著；当归、生地黄、白芍补血活血；姜黄和血行气，调和一身之血气，合桂枝横通肢节，引诸药直达病所；秦艽、羌活、独活、忍冬藤祛风除湿。甘草调和诸药，为使药。全方共奏温经通络、活血止痛、祛风解凝之功。

（5）舒筋解凝汤

组　成　当归60g，白芍60g，柴胡15g，陈皮6g，羌活9g，秦艽9g，白芥子9g，半夏9g，附子3g。

用　法　水6碗，煎3沸，取汁1碗，入黄酒服之，一醉而愈。

主　治　肩关节周围炎、肩峰下滑囊炎、肱二头肌长头肌腱炎、神经根型颈椎病。

方　解　原方出自《傅青主男科》，无方名。白芍、当归活血养血而祛风，为君，以平肝木扶脾土。羌活、柴胡、秦艽直走手经，为祛风之圣药，为臣。而佐以附子温通行气，达邪外出；伍半夏、陈皮、白芥子除湿化痰，痰去而风邪解。全方各药相得益彰，其痛如失也。

2. 中药外敷

中药外敷常见有中药散剂、中药水剂、中药膏剂、中药膜剂4种剂型。古人有云："外治之药亦即内治之药，所异者法耳。"中药外敷可通过药物经皮肤渗透与吸收，随血液运行到达病所直接发挥作用，也可通过药物不断刺激皮肤或穴位间接发挥作用。常用外敷中药具有温经散寒、通经活络、祛湿止痛等功效。肩周炎南少林特色中药外敷方如下。

（1）舒筋止痛水

组　成　怀牛膝12g，当归18g，红花30g，三棱18g，生草乌12g，生川乌12g，木瓜12g，樟脑30g，五加皮12g，三七粉18g。

用　法　以上10味药，以70%酒精1.5L，密封浸泡1个月，分取上清液，外用。皮肤破溃及过敏者禁用。

主　治　肩膝关节痛、颈椎病、腰痛。

方　解　上方制成药水局部涂擦或配合按摩，可起到温通脉络、舒筋活血的作用。对颈腰椎筋肉劳损，气血运行不畅，经络受阻，因而引起颈项肩部或腰部疼痛、僵硬、肢体麻木等不适症状，疗效甚佳。方中当归、红花、三棱、三七、牛膝活血祛瘀；草乌、川乌、木瓜、五加皮逐风邪，散寒湿；樟脑温散止痛；配以70%的酒精通血脉、祛寒气，引药势。诸药配合能达到活血舒筋、祛风止痛之目的。

（2）热盐敷

热盐敷是一种纯天然的外敷治疗方法，无不良反应，适合各种人群。粗盐加热后保温性、渗透性强，能把热量渗透进体内，从而加速血液循环、消炎止痛，还可作为药引可引诸药下行。具体操作方法为：取粗盐炒热外敷患处，或粗盐加药物一起炒热使用。热敷时一定要掌握尺度，避免烫伤；使用过的盐袋，可以放置在通风干燥的地方，防止出现受潮或变成硬块而影响下次使用。

3. 熏蒸

熏蒸具有舒筋活络、益气化瘀、滋补元气等功效，在热气的作用下会促进血管扩张，改善患处的血液循环，使药物直接在病灶部位发挥作用，在缓解患者疼痛、增强抗寒能力及改善关节功能障碍方面效果十分显著。除此之外，药物经皮肤渗入筋肉、经脉，通过药物及温热的双重机制发挥作用，改善患处的肌肉痉挛状态，松解组织粘连，从而达到治疗目的。肩周炎南少林特色熏洗方如下。

（1）痹痛洗剂

组　成　肿节风 10g，忍冬藤 10g，海风藤 10g，络石藤 10g，松节 15g，榕树须 15g，桑寄生 15g，生川乌、生草乌各 3g，当归尾 20g。桑枝、桂枝各 12g。

用　法　加水 1.5~2L，煎汤熏洗患部，每日 1~2 次，每次 20~30min。

主　治　各种痹证。

方　解　风寒湿邪侵袭人体，气血闭阻不通，肢节肿痛，屈伸受限，宜祛风除湿、止痛通痹。本方用肿节风、忍冬藤、海风藤、络石藤、榕树须、松节、桑寄生祛风胜湿，通络止痛；生川乌、生草乌祛风散寒，温经止痛；当归尾活血化瘀，消肿止痛。桑枝、桂枝为上肢引经药，使药性直达病所。全方具有疏通经络、除痹止痛、通利关节之功效。

（2）上肢宣痹洗剂

组　成　黄芪30g，桂枝20g，刘寄奴12g，当归10g，红花10g，羌活10g，鸡血藤20g，威灵仙10g，防风12g，千年健15g。

用　法　水煎熏洗，每剂加黄酒或陈醋100g，每2日1剂，每日熏洗2次，熏汤可重复使用。

主　治　跌打损伤、骨折脱位中期、肩关节周围炎等症见关节挛缩酸楚者。

方　解　年老筋松，风寒湿邪气痹阻手三阳经脉，营血壅滞，气机不畅，发为关节僵硬，肌肉萎缩。治宜活血化瘀，祛风通络。方中黄芪、刘寄奴、当归、红花益气活血，血活则气行，瘀化则筋舒；鸡血藤、威灵仙、防风、千年健祛风除湿，舒筋活络；桂枝、羌活入肺、胃、心经，药性主升，为除痹痛引经之要药，因而适用于上肢痹阻诸症。

4. 艾灸

艾灸通过艾叶燃烧时产生的温度及独特的红外线辐射产生治疗效果。除此之外，艾叶燃烧产生的抗氧化物质附着在穴位处皮肤上，能够在灸区形成高浓药区，通过腧穴的循经感传，并在热力的作用下渗透达到组织深部，发挥温通经络，宣通气血等功效。

根据患者肩关节的疼痛部位，可以配合选用肩贞、肩髃、肩髎、肩井、天宗、大椎、臂臑、极泉等具有特定疗效的腧穴部位。这些穴位虽是局部取穴，却为治病之精髓，也是疗效之关键，联合应用可通达关节、活血消肿、祛瘀止痛。

5. 温熨

温熨疗法是传统砭石疗法（砭术）之一。古人发现用烤热的石头放在患处按摩可以减轻疼痛，这是最早的温熨疗法。温熨具有养筋荣脉、逐寒祛湿、行气活血通络等功效。与将砭石放在热水浸泡加热等方式不同，电热砭石仪具有方便控制温度、不易烫伤等优点，可有效改善局部血液循环，缓解慢性炎症。具体操作是将电热砭石仪放置于身体的疼痛部位恒温加热，可同时对经络、穴位实施砭石手法操作，如：刮、拍、点、摩、擦。

6. 按摩

按摩通过特定的手法或技巧在人体特定的穴位或部位进行按压，平衡肌肉组织，调节炎症状态，具有改善局部血液循环、缓解疼痛、增强肌力等功效。其安全性高，适合在家操作。肩周炎按摩也可选取肩贞、肩髃、肩髎、肩井、天宗、大椎、臂臑、极泉等具有特定疗效的腧穴部位。

7. 刮痧

刮痧可促使局部体表温度上升，扩张血管，改善血液循环，促进炎性物质渗出与吸收，从而改善经络气血瘀滞状态，松解组织粘连，提高关节活动度。因此刮痧具有行气活血、疏通经络、祛邪排毒等功效。

刮痧的具体操作：蘸取一定介质（植物油、药油、凡士林等），手握刮痧板（牛角、玉石、砭石、铜钱、瓷汤勺等）在体表特定部位反复刮动、摩擦。手法宜先轻、慢，待适应后再加重、加快；方向宜单向、循经络刮拭（背部督脉和足太阳膀胱经为先）、遇痛点（局部阿是穴）、穴位时重点刮拭，以出痧为度。刮痧后饮用温开水，以助机体排毒祛邪；出痧后30min内忌洗冷水澡，夏季出痧部位忌风扇或空调直吹，冬季应注意保暖。

8. 拔罐

拔罐过程中罐内形成的负压条件，可使局部毛细血管迅速扩张充血，甚至破裂出血，随即产生类组胺物质，刺激组织器官功能活力增强，改善血运及新陈代谢，提高机体抵抗力。因此拔罐具有通经活络、行气活血、消肿止痛、祛风散寒等功效。

目前拔罐常用的罐具种类较多，有竹罐、玻璃罐、抽气罐等。抽气罐利用机械抽气原理使罐体内形成负压，罐体吸附于选定的部位。其操作简便、价格低廉、安全系数高，普遍用于个人和家庭的自我医疗保健，是目前较普及的新型拔罐器。玻璃罐使用时应用镊子夹酒精棉球点燃，在罐内绕一圈抽出，而后迅速将罐罩在选定的部位上，即可吸住。使用玻璃罐时切忌火烧罐口，以免烫伤皮肤；留罐时间不宜超过20min，以免损伤皮肤。拔罐常配合走罐、闪罐、刺络拔罐及留针拔罐等方法使用。刮痧与拔罐联合实施，可发挥协同作用。

9. 电疗

随着科技的发展，各种电子理疗仪"飞入寻常百姓家"。电子理疗仪利用恒定电流持续兴奋肌肉组织，引起骨骼肌肉收缩，促进局部血液循环和淋巴回流，从而锻炼肌肉，防止肌肉萎缩。除此之外，还可以提高平滑肌肌张力，改善患者疼痛症状，具有活血化瘀、舒筋活络等功效。电疗的具体操作：患者可取坐位或者侧卧位，暴露患肩，以肩部压痛点为中心，标记出疼痛位置，分别从横、纵方向进行震波治疗，尽可能探寻患者疼痛较明显的部位集中治疗。治疗取穴的原则是根据经脉的循行部位，即肩前疼痛取肩前穴，肩关节前外侧疼痛取肩髃穴，肩关节外侧疼痛取肩髎穴，肩关节后缘疼痛取臑俞穴。肩周炎上肢的活动受限，不仅仅是某一肌肉孤立的问题，通常会牵及协同肌、辅助肌，甚至拮抗肌，出现经筋力线上的点—线—面—体损伤，所以肩周炎的治疗还应对相关肌肉加以治疗。治疗时首先进行低频脉冲电流冲击，兴奋神经肌肉组织，然后再进行中频脉冲电流冲击，改善局部血液循环并镇痛。冲击波治疗频率、能级等参数需根据患者耐受力及病情程度进行调整，每次持续20~30min。治疗时应注意局部的防寒保暖，以免加重病情。

七、肩周炎日常保健

肩周炎发病年龄大多在 50 岁左右，女性较男性发病率略高，且多见于体力劳动者。由于 50 岁左右的人群易患此病，且主要表现为肩关节疼痛、活动受限，所以本病又称为"冻结肩"或"五十肩"。本病如得不到有效的治疗，有可能严重影响肩关节的功能活动。因此人们在日常生活中应该时刻注意肩周炎的日常保健。

1. 保暖防寒

受凉常是肩周炎的诱发因素。因此，为了预防肩周炎，患者应重视保暖防寒，勿使肩部受凉。一旦着凉，要及时处理，切忌拖延不治疗。平时尽量不外漏肩部，避免汗出当风、淋雨、冒雪等。

2. 加强锻炼

加强肩关节肌肉的锻炼可以预防和延缓肩周炎的发生和发展。据调查，肩关节肌肉发达，在力量大的人群中，肩周炎发病率较一般人群低很多。所以，肩关节周围韧带、肌肉的锻炼，对于肩周炎的治疗恢复有着重要的意义。肩周炎急性期应减少肩关节活动，减轻持重，必要时采取一些固定和镇痛的措施；慢性期以积极进行肩关节功能锻炼为主。练功疗法是肩周炎治疗过程中不可缺少的重要步骤，应鼓励患者做上肢外展、上举、内旋、外旋、前屈、后伸、环转等运动，如"内外运旋""手拉滑车""指爬墙""体后拉手"等。锻炼要酌情量力而行，循序渐进，持之以恒，久之可见效果。

3. 调整心态

肩周炎有自愈倾向，其自然转归期多在数月至 2 年左右。初始时疼痛和僵硬缓慢加重，达到某种程度后逐渐缓解，但自然病程长、疗效慢、痛苦大，功能恢复不全，且治愈后有可能复发。因此要鼓励患者树立信心，配合治疗，加强自主练功活动，以增进疗效，缩短病程，加速痊愈。

4. 及时就医

如果出现肩部疼痛难忍，彻夜不能眠，应及时前往医院对症止痛治疗，以免延误最佳治疗时机。对于伴有基础疾病的患者，还应积极治疗原发疾病。

八、附图

1. 肩关节解剖图

肩袖肌群解剖示意图（图8-1）。

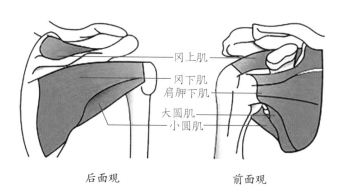

风上肌
风下肌
肩胛下肌
大圆肌
小圆肌

后面观　　　　　　前面观

图8-1　肩袖肌群解剖示意图

2. 常用穴位图

（1）肩贞　正坐垂臂，从腋后纹头向上量一横指处，即为本穴（图8-2）。

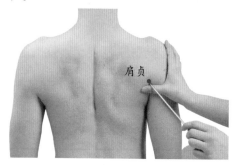

肩贞

图8-2　肩贞穴位置图

（2）**肩髃**　正坐，屈肘抬臂与肩同高，肩部出现两个凹陷，当肩峰前下方凹陷处，即为本穴（图8-3）。

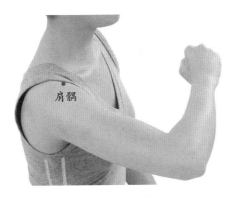

图8-3　肩髃穴位置图

（3）**肩髎**　外展上臂，肩峰后下方出现一凹陷处，即为本穴（图8-4）。

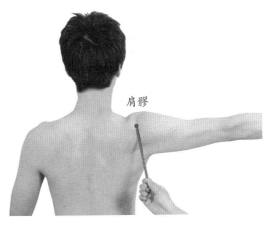

图8-4　肩髎穴位置图

（4）肩井　大椎和锁骨肩峰端连线的中点，即为本穴（图8-5）。

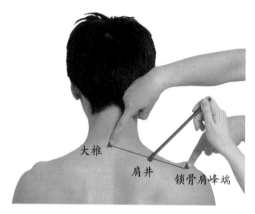

图8-5　肩井穴位置图

（5）天宗　在肩胛部，冈下窝中央凹陷，与第4胸椎相平处，即为本穴（图8-6）。

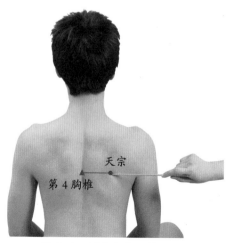

图8-6　天宗穴位置图

（6）**大椎** 坐位，低头，在后正中线上，颈背交界最高骨突（第7颈椎棘突）下方凹陷处，即为本穴（图8-7）。

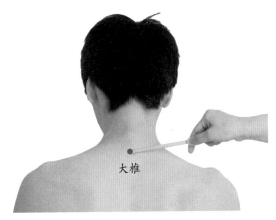

图 8-7 大椎穴位置图

（7）**臂臑** 在臂外侧，三角肌止点处，曲池与肩髃连线上，曲池上7寸处，即为本穴（图8-8）。

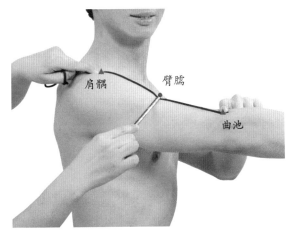

图 8-8 臂臑穴位置图

69

（8）**极泉**　上臂外展，腋窝顶点触及动脉搏动处，即为本穴（图8-9）。

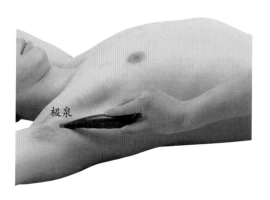

图8-9　极泉穴位置图

南少林骨伤流派传承工作室

南少林骨伤功法探秘

腰椎间盘突出症防治

吴广文　鄢行辉　吴国天◎主编

海峡出版发行集团
THE STRAITS PUBLISHING & DISTRIBUTING GROUP

福建科学技术出版社
FUJIAN SCIENCE & TECHNOLOGY PUBLISHING HOUSE

编 委 会

序

　　南少林系唐初嵩山少林寺"勇救唐王"十三棍僧之
一的智空大师入闽建立的。武僧经常受伤，必须具备防
伤治伤技能。南少林在传承过程中集"禅""医""武"
之大成。2012 年 12 月"南少林骨伤流派"列入第一批
全国中医学术流派传承工作室建设项目。

　　《南少林骨伤功法探秘》系作者多年从事南少林骨
伤医疗与武术教学的经验总结。该书包括颈椎病、肩周炎、
腰椎间盘突出症、网球肘、老寒腿防治五个部分。颈椎病、
肩周炎、腰椎间盘突出症、网球肘、老寒腿（膝骨关节炎）
均为骨伤科常见病、多发病，采用南少林手法、练功及
中医药内服外治综合治疗，疗效良好。其中南少林手法
既符合中医骨伤科"动静结合""筋骨并重""内外兼治""医
患合作"的治疗原则，又融汇南少林骨伤流派"医武贯
通""动作贯通""气息贯通"的特色，临证可达到"手
随心转，法从手出"的境界。

　　该书在展现南少林骨伤特色疗法的同时，针对现代
生活的特点和需要，突出南少林骨伤练功法的养生保健
功能，为读者提供了一套简便易学的骨伤治疗与养生方

法，既可有效解除患者疾苦，又有益于大众身心健康。

《南少林骨伤功法探秘》付梓之际，作者嘱余写序。余拜读该书后，深感其内容遵循"禅""医""武"结合的南少林骨伤流派学术思想，且通俗易懂，图文并茂，易学易用，对读者多有裨益，故乐为之序。

王和鸣

2023 年 8 月

目 录

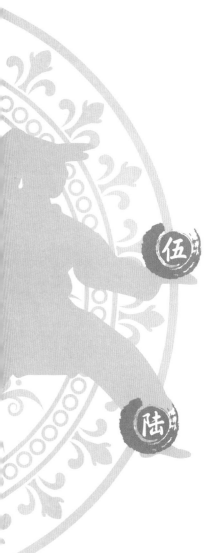

.

一、腰椎间盘突出症概述

1. 腰椎间盘突出症是什么

您是否有腰部疼痛，有时这种感觉会通过传导引起下肢疼痛、麻木？或者在咳嗽、弯腰、用力排便时腰部疼痛会加重，卧床休息则会减轻？如果您出现以上症状，或许您需要去医院做磁共振或 CT 检查以明确诊断，因为您很有可能得了腰椎间盘突出症。那到底什么是腰椎间盘突出症呢？

腰椎间盘突出症简称"腰突症"，又称"腰椎间盘纤维环破裂髓核突出症"，是指腰椎间盘随着年龄增长发生退行性改变，加上外力的作用，导致纤维环破裂，髓核从纤维环破裂处突出，神经根受到刺激或压迫，临床症状主要表现为腰痛和下肢坐骨神经放射痛，且疼痛可随腹压增加而加剧。事实上，腰突症常因髓核压迫不同的神经根以及压迫程度不同而表现出不同的症状。当突出的髓核向后正中部突出（中央型突出）严重者，会压迫马尾神经引起鞍区感觉障碍、大小便功能障碍，甚则双下肢瘫痪。据最新调查显示，腰突症好发于 20~50 岁，男性发病率是女性的 4~6 倍，与长期从事弯腰的重体力劳动和保持坐位的工作相关，临床上腰 4、5 椎间盘发病率最高，其次是腰 5、骶 1 椎间盘。腰突症严重影响患者的生活质量和身心健康，给家庭和社会都带来沉重负担。近年来，其发病率逐年升高，并且发病年龄越来越小。我们需要对腰突症引起足够的重视，摸清腰突症的发病原因。

2. 中医对腰椎间盘突出症的认识

中医古籍中并无"腰突症"的病名记载，但根据腰突症临床表现可将其归属于"腰痛""腰腿痛""痹症"范畴。《证治准绳》指出："腰痛有风，有湿，有寒，有热，有闪挫，有瘀血，有滞气，皆标也；肾虚，其本也。"故本病病因可责之内、外因两个方面：内因以肾虚精亏为本，腰府失其温煦濡养，筋骨不健，不荣则痛；外因为风、寒、湿、热邪侵袭以及跌扑损伤，导致经脉痹阻，气血阻滞不通，不通则痛。

（1）内因 《景岳全书》载："腰痛之肾虚十居八九。"《素问·脉要精微论》记载："腰者，肾之府，转摇不能，肾将惫矣。"腰为肾之府，肾虚精亏，腰府失养，筋骨不健，可导致腰痛、俯仰摇转不利，可见肾虚是腰痛的重要致病因素和发病基础。而随着年龄的增加，久病劳伤、先天禀赋不足均可导致肾虚或肝肾俱虚，从而易受到风寒湿热等外邪侵袭。《灵枢·本藏》载："经脉者，所以行血气而营阴阳，濡筋骨，利关节者也。"经脉是营卫气血运行的通道，具有濡养经脉骨节、滑利关节的作用。若经脉阻滞不通，必会致筋骨失养，关节不利。在《黄帝内经》中就提到足三阳经脉和足三阴经脉的气机阻滞与腰痛关系密切。若在治疗过程中能使足太阳膀胱经、足少阳胆经、足阳明胃经、足太阴脾经经脉气机通畅，则疼痛得减，腰背得舒。

（2）外因 《景岳全书·杂证谟·腰痛》云："腰痛证……遇阴雨或久坐，痛而重者，湿也；遇诸寒而痛，或喜暖而恶寒者，寒也；遇诸热而痛，及喜寒而恶热者，热也；郁怒而痛者，气之滞也……"指出腰痛证在肾虚基础上，特别容易感受风、寒、湿、热邪，进一步产生气滞的病机，且其症状各有特点。湿邪偏盛者，多在阴雨天得之且遇阴雨天加重，腰部多感沉重疼痛；寒邪偏盛者，喜温而遇寒加重，且疼痛比较剧烈；热邪偏盛者，局部可肿痛且遇热疼痛加重；风邪偏盛者，疼痛部位常游移不定，变幻莫测。若气滞偏重者，疼痛较重，且常因生气发怒后疼痛加重。《东垣试效方》又云："夫邪者，是风热寒湿燥皆可为病，大抵寒湿多而风热少"，则说明外感邪气以寒湿为主。《金匮翼》载："瘀血腰痛者，闪挫及强立举重得之。盖腰者一身之要，屈伸俯仰，无不由之……令人卒痛，不能转侧。"可见突然的扭挫或暴力负重会造成腰部外伤产生瘀血，瘀血阻滞经脉，气血不行，俯仰不能，发为腰痛。

3. 西医对腰椎间盘突出症的认识

目前临床上关于腰突症的发病因素尚无统一结论，但其发病的基础原因是腰椎间盘退行性改变，而当前已证实年龄、外伤、肥胖、职业等多种因素与椎间盘退行性改变有关。

（1）**年龄** 年龄与腰椎间盘退行性改变密切相关。随着年龄的增长，一般在25岁之后，腰椎间盘就开始逐渐退行性改变。腰椎间盘髓核细胞活性减弱，细胞数目减少，逐渐被成纤维细胞取代，导致髓核逐渐纤维化，水分含量降低，弹性减弱，椎间隙被压缩变窄，同时外层纤维环结构被破坏，变得脆弱，导致吸收冲击和震荡的能力下降。此外，位于椎间盘和椎体之间的软骨终板衰老、钙化，导致营养髓核的通路被阻断，供应髓核的血液和营养减少，加速椎间盘的退化。另外，随年龄增大，更年期绝经后女性椎间盘退行性改变速度显著加快。因为绝经后女性雌激素分泌水平大大降低，而雌激素减少会减弱腰背部肌肉力量，抑制髓核细胞增殖，造成腰椎不稳，导致腰椎间盘退行性改变加重。

（2）**外伤** 外伤史是腰突症的重要发病原因。例如急性腰扭伤，突然的暴力扭转容易使纤维环撕裂，而纤维环本身没有血供，需要靠周围滋养动脉供血，修复能力有限，在身体重力作用下很容易导致髓核突出。跌倒、撞击也会造成腰椎关节不同程度骨折，上下椎体间软骨关节面损伤，甚至纤维环破裂，直接造成腰椎间盘结构和功能破坏。轻微骨折治疗不及时，也会增加椎间盘退变风险。另外，日常生活中一些不良生活习惯，如长期坐姿不正，半卧床头看书或看电视，这些行为都会导致关节离开其正常解剖位置，使小关节结构紊乱，进而导致软组织也发生改变，脊柱失去原有平衡，导致腰椎间盘慢性劳损。

（3）**肥胖** 目前肥胖已经被公认为是腰突症的发病因素之一。肥胖会让脊柱承受更大的压力，增加椎间盘的负荷，因此长期肥胖状态会致椎间盘发生退行性改变。肥胖也是青少年腰突症的主要发病因素。此外，肥胖还会引发高血脂、高胆固醇，促使动脉粥样硬化，进而影响腰椎间盘的血液和营养供应，导致椎间盘退行性改变。还有研究认为，肥胖产生的过量脂肪组织会释放大量炎症介质，引发一系列炎症级联反应。炎症产生的白介素和肿瘤坏死因子是导致椎间盘退行性改变的原因之一。同时，炎性反应也是腰突症产生疼痛的直接原因。

（4）**职业** 腰突症与患者从事的职业有较强的相关性，如机动车驾驶员、重物搬运工、白领等都是腰突症的好发人群。机动车驾驶员长时间处于颠簸振动状态，有研究称在一定振动频率下，传递到脊柱的振动幅度最大，此时腰背部肌肉和脊柱结构会疲劳，腰椎间盘内部受到的压力会增加，从而增加腰突症的风险。重物搬运工需要搬运重物，大大增加腰椎间盘负荷，重复直膝弯腰和腰部扭转则会增加纤维环撕裂的风险。白领等需要久坐，殊不知人处于坐位时承重受力点位于腰椎后关节和椎间盘后壁，久坐后腰椎整体下沉短缩，椎间盘后壁充血水肿，长时间充血易致椎间盘损伤变性。

（5）其他 腰突症还与遗传、不良嗜好、社会心理等发病因素有关。有研究发现，有腰突症家族史的人群发生腰突症的概率是正常人群的 5 倍。还有一些研究认为，有些基因可能是腰突症的遗传易感基因，所以腰突症可能存在家族遗传倾向。另外，吸烟、饮酒等不良嗜好也会降低椎间盘的承重能力，加速椎间盘的退行性改变，也有不少研究发现吸烟是腰突症术后复发的危险因素之一。此外，精神心理因素也是腰突症的重要危险因素。精神紧张会直接造成背部肌肉紧张，持续时间过长，肌肉得不到休息，会导致腰肌劳损。过度紧张还会增加椎间盘内压力，间接增加椎间盘负荷，加快椎间盘退行性改变。

二、腰椎间盘突出症诊断

长期伏案工作或学习的朋友，腰部多多少少都有些不适，一般是由久坐、久站或错误体态导致肌肉紧张、失衡，腰椎稳定性下降造成的。长期不良坐姿，还会加大腰椎间盘突出的风险。腰部不适问题反反复复，每一次疼痛都会或多或少影响正常的生活。中医、西医各自有不同的诊断标准，具体如下。

1. 中医诊断

腰椎间盘突出症大部分患者在发病前有慢性腰痛史，导致久病及肾，引起机体肾气亏损，精血不足；或者跌、扑、闪、挫，或者风寒湿邪等的侵袭，使气血阻滞，血脉经络运行不畅，产生疼痛。腰椎间盘突出的腰痛多表现为向臀部及下肢放射，腹压增加（如咳嗽、喷嚏）时疼痛加重，脊柱侧弯，腰部生理弧度消失，病变部位椎旁有压痛，并向下肢放射，腰部活动受限。

2. 西医诊断

2020 年版《腰椎间盘突出症诊疗指南》中的诊断标准如下。

（1）症状　基于患者年龄和病程、突出椎间盘的位置和大小、对神经的压迫及神经的炎症反应程度不同，腰椎间盘突出症常见的症状有：①放射性神经根性痛；②受累神经根支配的肌肉无力和／或神经支配区感觉异常；③可伴有急性或慢性腰背部疼痛，腰部活动受限或代偿性侧凸；④儿童及青少年腰椎间盘突出症患者常表现为腘绳肌紧张；⑤马尾综合征。

（2）体征　①受累神经根支配的运动和／或感觉障碍，腱反射减弱；②神经牵拉试验阳性，主要包括股神经牵拉试验、直腿抬高试验、对侧直腿抬高试验、屈颈试验和对侧拉塞格（Lasègue）征；③腰椎局部压痛，腰部活动受限，椎旁肌紧张或痉挛；④马尾综合征可出现会阴部感觉障碍，肛门括约肌无力及松弛。

三、腰椎间盘突出症临床分期与分型

腰椎间盘突出症患者最多见的症状为疼痛，可表现为腰背痛、坐骨神经痛。典型的坐骨神经痛表现为由臀部、大腿后侧、小腿外侧至跟部或足背的放射痛。据临床统计，约95%的腰突症患者有不同程度的腰痛，80%的患者有下肢痛。特别是腰痛，不仅是腰椎间盘突出最常见的症状,也是最早出现的症状之一。临床上将其分为功能障碍期、退变失稳期和增生狭窄期。中医辨证将其分为血瘀型、寒湿型、湿热型和肝肾亏虚型。

1. 临床分期

（1）**功能障碍期** 一般发生在 15~39 岁,椎间盘生物合成活性逐步降低, Ⅱ 型胶原降解逐渐减少。特点为椎间盘纤维环的周缘性和放射状撕裂,以及小关节的局限性滑膜炎。临床表现以腰痛为主。

（2）**退变失稳期** 一般发生在 40~59 岁,此期椎间盘蛋白多糖、Ⅱ 型胶原生物合成减少,降解增加, Ⅰ 型胶原合成增加,表现为椎间盘内部撕裂、进行性吸收、小关节退行性改变伴有关节囊松弛、半脱位和关节面破坏。临床表现以腿痛症状为主,伴有部分神经功能障碍。

（3）**增生狭窄期** 一般发生在 60 岁以上病人,此期椎间盘纤维化、老化,其周围和小关节内骨赘进行性增生,导致脊柱节段性僵硬或明显的强直,骨质过度增生压迫神经组织产生以下肢麻木疼痛为主要表现的神经功能障碍。

2. 辨证分型

（1）**血瘀型** 腰腿痛如刺,痛有定处,日轻夜重,腰部板硬,俯仰旋转受限,痛处拒按,舌质暗紫,或有瘀斑,脉弦紧或涩。

（2）**寒湿型** 腰腿冷痛重着,转侧不利,静卧痛不减,受寒及阴雨加重,肢体发凉,舌质淡,苔白或腻,脉沉紧或濡缓。

（3）**湿热型** 腰部疼痛,腿软无力,痛处伴有热感,遇热或雨天痛增,活动后痛减,恶热口渴,小便短赤,舌质红,苔黄腻,脉濡数或弦数。

（4）肝肾亏虚型　腰酸痛,腿膝乏力,劳累更甚,卧则减轻。偏阳虚者面色㿠白,手足不温,少气懒言,腰腿发凉,或有阳痿、早泄,妇女带下清稀,舌质淡,脉沉细。偏阴虚者,咽干口渴,面色潮红,倦怠乏力,心烦失眠,多梦或有遗精,妇女带下色黄味臭,舌红少苔,脉弦细数。

四、南少林护腰八式 —

南少林护腰八式是从南少林武医练功法中提炼而形成的,是一种内外功相兼、动静结合的功法,即内练"精、气、神",外练"筋、骨、皮",两者结合相得益彰。练习该功法在无病时可以防病强身,有病可以起到治疗作用。对于腰椎间盘突出症,通过练习该功法,可以通经活络、舒筋壮骨、搜风定痛、去瘀生新,起到辅助治疗的作用。练功必须循序渐进,持之以恒。只有这样,才能发挥更好的效果。

1. 起势

动　作　两脚平行分开,与肩同宽,双腿自然直立,两臂自然下垂,两手轻贴于大腿外侧（图4-1①～②）。

要　领　排除杂念,宁心静气,气沉丹田,自然呼吸。

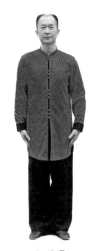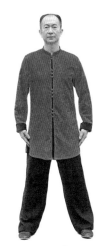

起势①　　　　　　　　起势②

图 4-1　起势分解动作

2. 混元一气

动　作　接上式，两脚跟内收立正（图 4-2 ①），两臂交叉放于腹前，双手掌心向内（图 4-2 ②），先做吐纳法，舌尖抵上腭，用鼻先长呼气一口，随后长吸气一口。两臂交叉由胸前往上画弧，同时两脚跟靠紧提起，脚尖立地，双眼看向前方，手心由内侧转到头顶时，逐渐转向外侧（图 4-2 ③），两臂经两侧下落，脚跟随手下落着地（图 4-2 ④）。手上升时吸气，下落时呼气，重复 3 次。

要　领　起功时呼吸要均匀深长，吐纳法要用鼻吸鼻呼，其他动作可以用自然呼吸法，或以呼吸与动作配合。

功　用　吐故纳新，改善气血循环，促进新陈代谢。

适应证　全身气血不畅，关节疼痛。

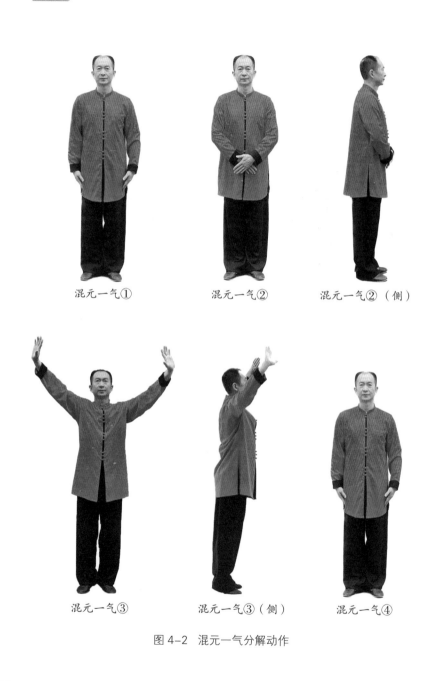

混元一气① 混元一气② 混元一气②（侧）

混元一气③ 混元一气③（侧） 混元一气④

图 4-2 混元一气分解动作

3. 左右摆腰

动　作　接上式，两脚平行分开，比肩稍宽，双手反掌叉腰（图4-3①）。右手由内向外侧画弧上升（图4-3②），经头顶向左肩方向摆动时，腰随手动作向左侧屈（图4-3③），然后身体复原站直（图4-3④），右手继续经左侧画弧下落（图4-3⑤），经腹前，再往右外侧绕上，如此反复3次，随后换右式。右式同左式，动作相同，方向相反，也重复3次（图4-3⑥~⑧）。

要　领　身体中正，向侧方摆腰时，两腿撑直，不可屈膝。

功　用　壮腰固肾，活动腰髋。

适应证　腰部慢性伤筋。

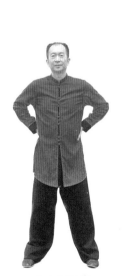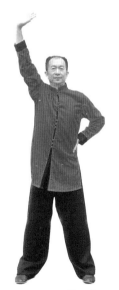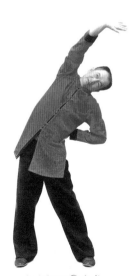

左右摆腰①　　　左右摆腰②左式　　　左右摆腰③左式

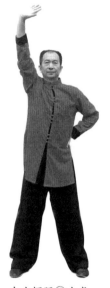
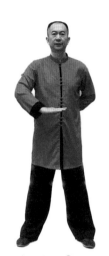
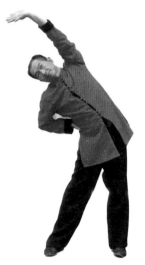

左右摆腰④左式　　　　　左右摆腰⑤左式　　　　　左右摆腰⑥右式

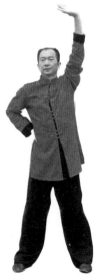
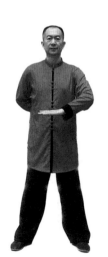

左右摆腰⑦右式　　　　　　　左右摆腰⑧右式

图 4-3　左右摆腰分解动作

4. 弯腰拔背

动　作　接上式，十指交叉（图4-4①）两手向前直伸，高与肩平，目视前方（图4-4②）。上身前屈，双手由前向下画弧，尽量贴近地面，两腿挺膝伸直，目视脚背（图4-4③），同时呼气。上身渐渐直起，两手向上经膝、腹部画弧至胸前，肘部逐渐弯曲，成横肘势，待身体直立时，双手十指交叉，掌心朝前（图4-4④），由胸前推出，恢复动作，如此反复6次。

要　领　俯身时慢慢随动呼气，腹肌要松，腰要挺，膝要直，起身时要吸气。

功　用　调理中下焦之气，通调腰背部气血。

适应证　腰酸背痛。

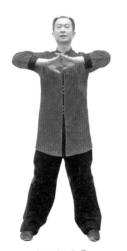

弯腰拔背①

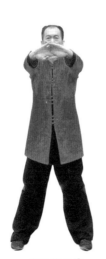

弯腰拔背②

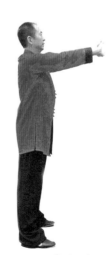

弯腰拔背②（侧）

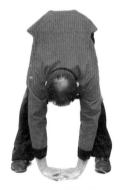

弯腰拔背③

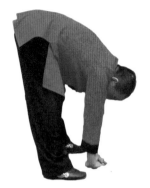

弯腰拔背③（侧）

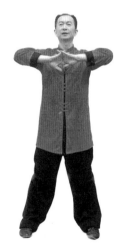

弯腰拔背④

图 4-4　弯腰拔背分解动作

5. 前扑后仰

动　作　接上式，两脚平行开立，与肩同宽，双手自然垂直，置于两腿外侧。两手前臂往上慢慢升举，屈肘贴于身体两侧，五指撑开呈虎爪形，掌心向前，腰随手后仰，头仰向后上方，两腿站稳，指尖的高度与肩膀平齐（图4-5 ①）。接上势，右脚向前跨一大步，同时身体向前下扑，双手往下画弧，掌心向下，五指撑开，呈虎爪形直臂下按（不着地），塌腰，左腿挺直，脚尖贴地，后跟提起，右脚后跟着地（图4-5 ②），然后乘势收回右脚，恢复两脚平行开立姿势，同时双臂也由下顺势画环往后上，配合屈肘上升（图4-5 ③），此为右式，重复3次后，改换左脚前跨一大步，也就是左式，手的动作与右式同（图4-5 ④），重复3次。

要　领　后仰时吸气，前扑时呼气，前屈的脚要在两臂的中间，头与膝及脚尖应成一直线。

功　用　健腰壮肾，调理胃肠，温通关节筋骨。

适应证　全身关节活动不利。

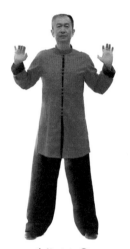
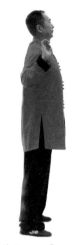
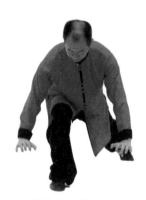

前扑后仰①　　　　　前扑后仰①（侧）　　　　前扑后仰②右式

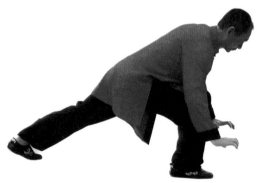

前扑后仰②右式（侧）

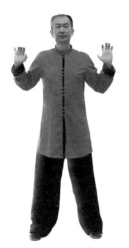
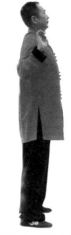
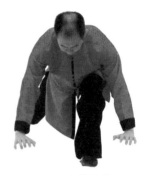

前扑后仰③　　　　　前扑后仰③（侧）　　　　前扑后仰④左式

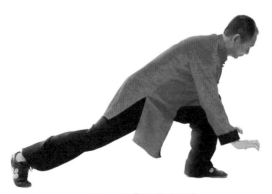

前扑后仰④左式（侧）

图4-5　前扑后仰分解动作

6. 抱球转腰

动　作　接上式，两脚直立，平行分开，与肩同宽，双臂屈肘，两掌心相对，左手在上，右手在下，呈抱球状，两掌相距约一拳半，掌离胸前约两拳（图4-6①）。双手上下交替，仰掌（掌心向上）与复掌（掌心向下）慢慢地相对翻转，不计次数，上体随之慢慢扭转向左（图4-6②～③），翻转3次；上身再向右转至正前方还原动作（图4-6④）。换右手在上，左手在下，双手慢慢相对翻转，上体随之转右（图4-6⑤～⑦），也重复3次。

要　领　手的绕环动作要均匀，腕、肘、肩舒展灵活，转腰时脚要站稳。

功　用　健胃消食，运化中焦之气。

适应证　腰痛（脾胃虚弱）。

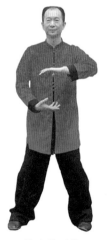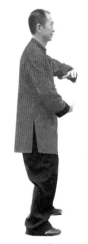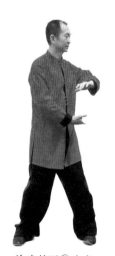

抱球转腰①　　　　　抱球转腰①（侧）　　　　抱球转腰②左式

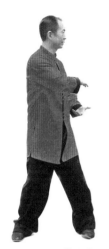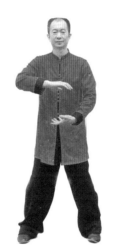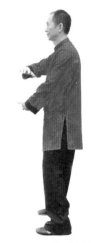

抱球转腰③左式　　　　　抱球转腰④　　　　　抱球转腰④（侧）

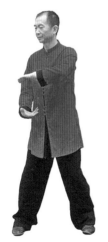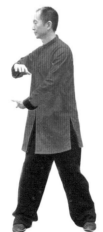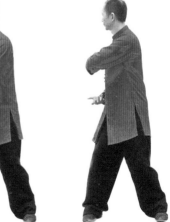

抱球转腰⑤右式　　　　　抱球转腰⑥右式　　　　　抱球转腰⑦右式

图 4-6　抱球转腰分解动作

7. 青龙探爪

动　作　接上式，两脚平行开立，与肩同宽，两臂屈肘，横撑仰掌，指尖相对，高约胸平，离胸前约一拳（图4-7①）。左手经胸前伸过右腋下，指尖应触及肩胛，同时右手在左手的上方，掌心向上，顺势偏前画弧往左侧，直臂探出左肩外侧，上体随之向左扭转，两腿不动。头颈随手的动作左转，目视右手掌（图4-7②）。右手继续画弧往左后，渐屈肘内收。同时左手也由内画弧向胸前，双手复原，仍置于胸前，上体及头随手的动作转向正前方（图4-7③），此为左式。左转探手，重复3次。右式与左式动作相同，方向相反（图4-7④～⑤），重复3次。最后双手复原置于大腿两侧（图4-7⑥）。

要　领　抬头挺胸拔背，伸手时呼气，屈肘胸前时吸气。

功　用　调理气息，通调肝胆、脾胃。

适应证　腰背酸痛。

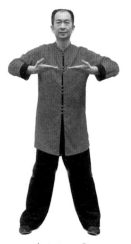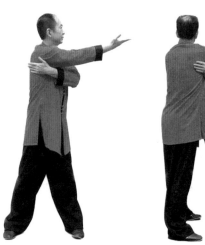

青龙探爪①　　　　　青龙探爪②左式　　　　青龙探爪②左式（侧）

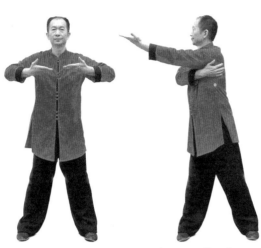 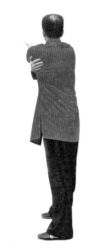

青龙探爪③　　　　　青龙探爪④右式　　　　青龙探爪④右式（侧）

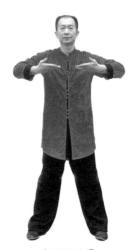 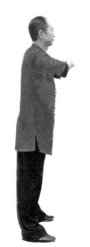 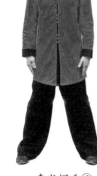

青龙探爪⑤　　　　　青龙探爪⑤（侧）　　　　青龙探爪⑥

图 4-7　青龙探爪分解动作

8. 金鸡独立

动　作　接上式，两脚平行开立，与肩同宽，前臂上举与腰齐平，两肘置于身体两侧，同时手掌斜向外展，两手指尖朝向左右两侧（图 4-8 ①），双手由外向内画弧，经胸两侧外旋，两手指尖朝外侧，同时上提右腿，屈膝，脚尖朝下。双手画弧内收，再由内向前、向外、向后画弧（图 4-8 ②），此为右式。内收时吸气，外展时呼气，如此重复 3 次。还原两脚平行开立姿势，提起左腿，此为左式，手的动作同前，重复 3 次（图 4-8 ③）。

要　领　提膝时膝盖要向中间靠拢，对着肚脐，脚尖和膝盖垂直，站立不稳时，两手可上下或前后调整以求平衡，支撑腿可微弯，脚尖稍外撇。

功　用　开阔心胸，平衡气血，锻炼腰腿部力量。

适应证　腰腿部酸软无力。

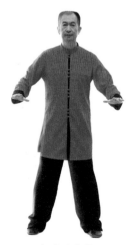

金鸡独立①

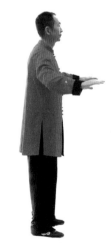

金鸡独立①（侧）

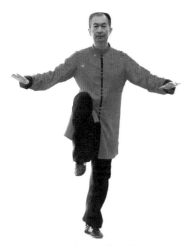

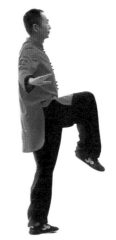

金鸡独立②右式

金鸡独立②右式（侧）

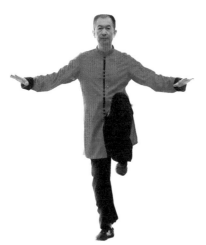

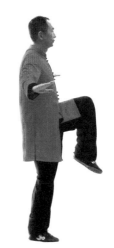

金鸡独立③左式

金鸡独立③左式（侧）

图 4-8　金鸡独立分解动作

9. 马上抛缰

动　作　两脚开立，比肩稍宽，两腿自然微屈。手转到胁前时，指尖转中，小指侧向下，同时左腿向左再平开些，屈膝坐臀，成骑马状，两手指尖斜向下，在身体两侧画弧（图4-9①～③），重复3次。

要　领　体态中正，百会向上，尾闾（指尾骨长强）向下，不能前伏和后拉。

功　用　双手掌心劳宫穴对着膝关节，意念想象调运膝关节气血，修复局部受伤组织，引气血归于肝肾。

适应证　腰椎间盘突出症。

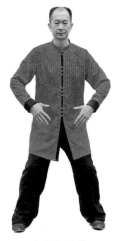
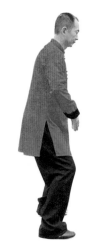

马上抛缰①　　　　　　　　　马上抛缰①（侧）

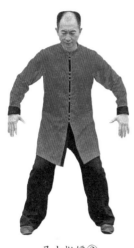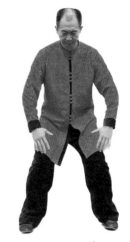

马上抛缰②　　　　　　　　马上抛缰③

图4-9　马上抛缰分解动作

10. 收势

动　作　接上式，两脚平行开立，与肩同宽，小臂外旋，掌心向上（图4-10①），屈肘，手向头上方画弧，左脚向右脚靠拢，同时吸气；掌心向下，经头前慢慢下落，同时呼气，导气至"涌泉"穴（图4-10②）。提手、落手，重复3遍后，双手相交置于小腹丹田处（图4-10③），男左手在内，女右手在内，意念全身真气沉入气海，不再启动，约3min，恢复直立（图4-10④）。

要　领　病气自上而下入地。收功时意守小腹。

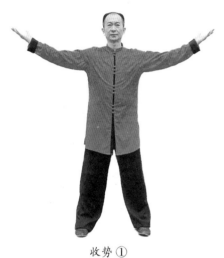
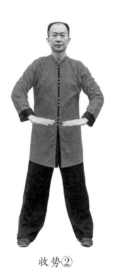

收势①　　　　　　　　　　收势②

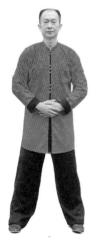
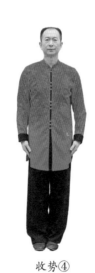

收势③　　　　　　　　　　收势④

图 4-10　收势分解动作

五、南少林对证练功

南少林功法针对腰椎间盘突出实施对证治疗，每个证型的功法主要由起势、站桩、动作、收势构成，运动与意念相配，起到对应疗效。练功频率控制在每日 1~2 次，每次的时间根据自身情况而定，达到舒服、微汗、不吃力即可。腰椎间盘突出症的发作期建议患者减少运动，练习坐功和卧功，即躺着或者坐着，并且用正念想象"消炎止痛、活血化瘀"等功效。另外，缓解期、康复期患者对证练功如下。

1. 血瘀型

（1）韦陀献杵

动　作　立正姿势（图 5-1 ①），左脚横跨一步，与肩同宽（图 5-1 ②）。双手握拳提至两侧腰部（图 5-1 ③），左手提掌绕弧，右手握拳（图 5-1 ④ ~ ⑤），左掌覆盖于右拳上（图 5-1 ⑥），双手从腰间向前推出，掌尖与鼻头同高，两臂微屈（图 5-1 ⑦），而后两臂缓缓落于体侧，重复 3 次。

要　领　眼随左手抬起，落于右拳，拳向前推出后，眼看远处。起手时吸气，拳推出时呼气。

功　用　调心安神。

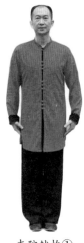
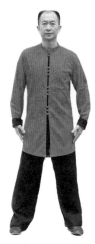
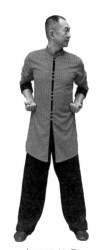

韦陀献杵①　　　　　　　韦陀献杵②　　　　　　　韦陀献杵③

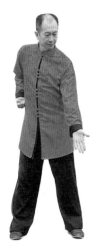
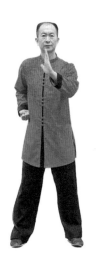

韦陀献杵④　　　　　　　韦陀献杵⑤

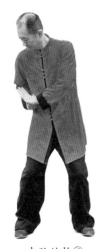
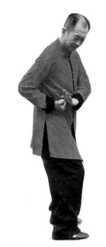
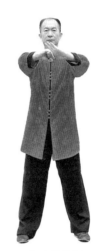

| 韦陀献杵⑥ | 韦陀献杵⑥（侧） | 韦陀献杵⑦ |

图 5-1　韦陀献杵分解动作

（2）护肾桩

动　作　接上式，身体自然直立，呼吸调匀，精神放松。膝关节微屈，收腹松胯。两掌提至腰后，以腕部轻置于两腰眼穴处，腕关节微屈，十指自然分开，指间关节微屈，掌心内凹（图5-2）。动作持续时间为5min。

要　领　保持头正身直，虚灵顶劲，含胸拔背，沉肩虚腋，直腰蓄腹，两膝微屈，两目微闭或似看非看前方。两唇轻合，舌抵上腭，下颏内收，面带微笑。将意念集中到腰部，以腰部发热为度。

功　用　该桩式双手背置于腰眼部，可温通下焦经脉，有辅助脊椎恢复正常曲度的作用，且"腰为肾之府"，取壮腰补肾之用。

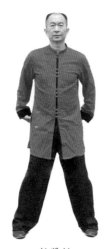
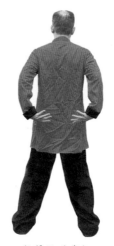
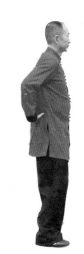

护肾桩　　　　　　　护肾桩（背）　　　　　　护肾桩（侧）

图5-2　护肾桩分解动作

（3）弯腰拔背

动　作　接上式，十指交叉（图5-3①）两手向前直伸，高与肩平，目视前方（图5-3②）。上身前屈，双手由前向下画弧，尽量贴近地面，两腿挺膝伸直，目视脚背（图5-3③）。同时呼气。上身渐渐直起，两手向上经膝、腹部画弧至胸前，肘部逐渐弯曲，成横肘势，待身体直立时，双手十指交叉，掌心朝前（图5-3④），由胸前推出，恢复动作，如此反复6次。

要　领　俯身时慢慢随动呼气，腹肌要松，腰要挺，膝要直，起身时要吸气。

功　用　调理中下焦之气，通调腰背部气血。

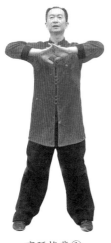

弯腰拔背①

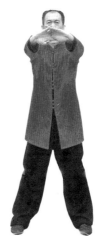

弯腰拔背②

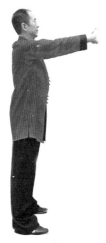

弯腰拔背②（侧）

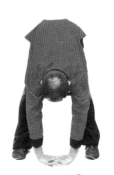

弯腰拔背③

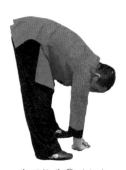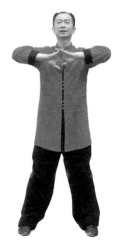

弯腰拔背③（侧）　　　　　　弯腰拔背④

图 5-3　弯腰拔背分解动作

（4）气息归元

动　作　接上式，两手由下向外侧往上（图 5-4 ①），两臂经头交叉打圆环，经胸前下落（图 5-4 ②），如此重复 3 次，当两手到头顶时，双掌重叠，一掌心盖在另一掌背上（图 5-4 ③），而后自头顶经面部往胸腹部，缓缓地伸直手臂，下推至小腹部（图 5-4 ④～⑤），收左脚，双手自然垂于身侧。

要　领　抬手吸气，落手呼气。用意念想象从百会穴把能量纳入体内，从宗脉进入丹田。

功　用　培元固本，调气固气。

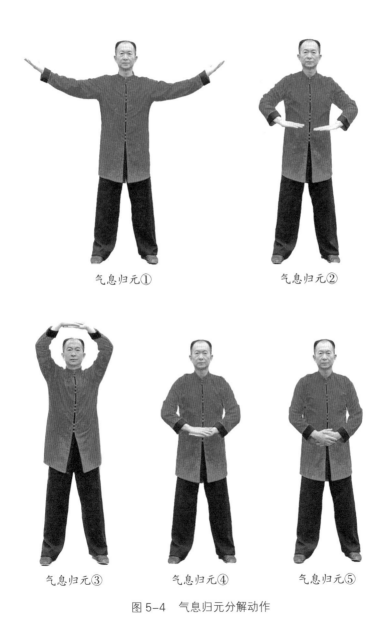

气息归元①　　　　　　　　　气息归元②

气息归元③　　　　气息归元④　　　　气息归元⑤

图 5-4　气息归元分解动作

2. 寒湿型

（1）韦陀献杵

动　作　立正姿势（图5-5①），左脚横跨一步，与肩同宽（图5-5②）。双手握拳提至两侧腰部（图5-5③），左手提掌绕弧，右手握拳（图5-5④～⑤），左掌覆盖于右拳上（图5-5⑥），双手从腰间向前推出，掌尖与鼻头同高，两臂微屈（图5-5⑦），而后两臂缓缓落于体侧，重复3次。

要　领　眼随左手抬起，落于右拳，拳向前推出后，眼看远处。起手时吸气，拳推出时呼气。

功　用　调心安神。

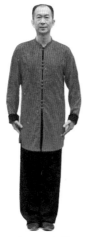
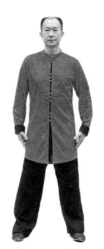
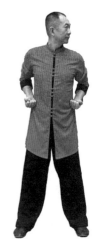

韦陀献杵①　　　　　　韦陀献杵②　　　　　　韦陀献杵③

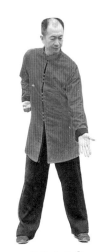
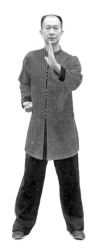

韦陀献杵④ 　　　　　　　　　韦陀献杵⑤

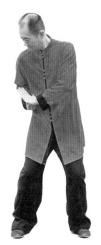
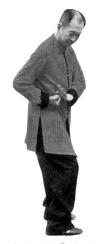
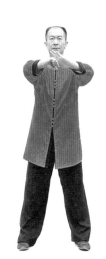

韦陀献杵⑥ 　　　韦陀献杵⑥（侧） 　　　韦陀献杵⑦

图 5-5　韦陀献杵分解动作

（2）独立桩

动　作　接上式，周身直立站直，右脚掌踩地，右腿膝部微屈，左脚上提距地面 30~40cm，脚掌自然下垂。两手上抬，前手抬至与眉平齐，掌心向内，后手低于前手。十指自然撑开，屈肘环抱，肩撑肘横，目视前方（图 5-6）。动作持续时间为 5min。

要　领　周身放松，用意不用力。

功　用　稳固下盘，固肾强腰，增强腰部、腿部力量，温通关节。

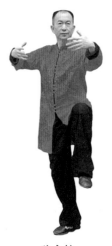 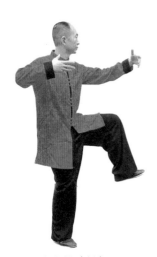

独立桩　　　　　　　　　独立桩（侧）

图 5-6　独立桩分解动作

（3）前扑后仰

动　作　接上式，两脚平行开立，与肩同宽，双手自然垂直，置于两腿外侧。两手前臂往上慢慢升举，屈肘贴于身体两侧，五指撑开呈虎爪形，掌心向前，腰随手后仰，头仰向后上方，两腿站稳，指尖的高度与肩膀平齐（图5-7①）。接上势，右脚向前跨一大步，同时身体向前下扑，双手往下画弧，掌心向下，五指撑开，呈虎爪形直臂下按（不着地），塌腰，左腿挺直，脚尖贴地，后跟提起，右脚后跟着地（图5-7②），然后乘势收回右脚，恢复两脚平行开立姿势，同时双臂也由下顺势画环往后上，配合屈肘上升（图5-7③），此为右式，重复3次后，改换左脚前跨一大步，也就是左式，手的动作与右式同（图5-7④），重复3次。

要　领　后仰时吸气，前扑时呼气，前屈的脚，要在两臂的中间，头与膝及脚尖应成一直线。

功　用　健腰壮肾，调理胃肠，温通关节筋骨。

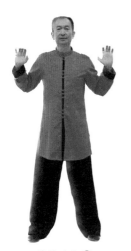 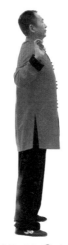 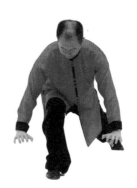

前扑后仰①　　　　　前扑后仰①（侧）　　　前扑后仰②右式

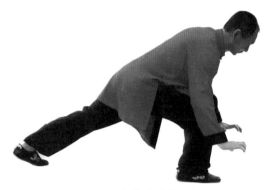

前扑后仰②右式（侧）

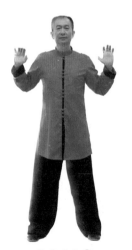

前扑后仰③

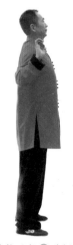

前扑后仰③（侧）

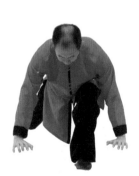

前扑后仰④左式

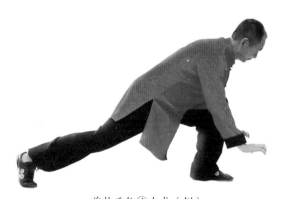

前扑后仰④左式（侧）

图5-7　前扑后仰分解动作

（4）气息归元

动　作　接上式，两手由下向外侧往上（图5-8①），两臂经头交叉打圆环，经胸前下落（图5-8②），如此重复3次，当两手到头顶时，双掌重叠，一掌心盖在另一掌背上（图5-8③），而后自头顶经面部往胸腹部，缓缓地伸直手臂，下推至小腹部（图5-8④~⑤），收左脚，双手自然垂于身侧。

要　领　抬手吸气，落手呼气。用意念想象从百会穴把能量纳入体内，从宗脉进入丹田。

功　用　培元固本，调气固气。

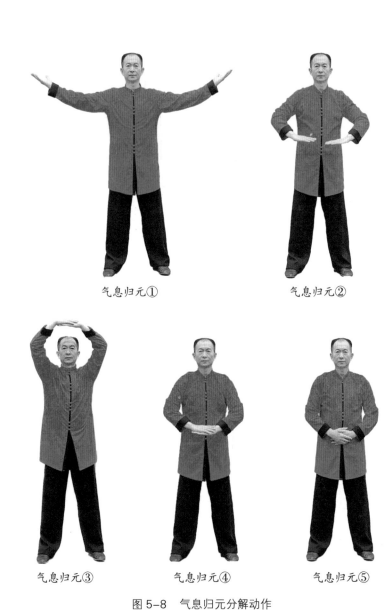

气息归元①　　　　　　　　气息归元②

气息归元③　　　　气息归元④　　　　气息归元⑤

图 5-8　气息归元分解动作

3. 湿热型

（1）韦陀献杵

动　作　立正姿势（图 5-9 ①），左脚横跨一步，与肩同宽（图 5-9 ②）。双手握拳提至两侧腰部（图 5-9 ③），左手提掌绕弧，右手握拳（图 5-9 ④～⑤），左掌覆盖于右拳上（图 5-9 ⑥），双手从腰间向前推出，掌尖与鼻头同高，两臂微屈（图 5-9 ⑦），而后两臂缓缓落于体侧，重复 3 次。

要　领　眼随左手抬起，落于右拳，拳向前推出后，眼看远处。起手时吸气，拳推出时呼气。

功　用　调心安神。

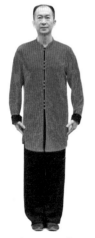
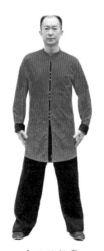
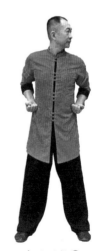

韦陀献杵①　　　　　　韦陀献杵②　　　　　　韦陀献杵③

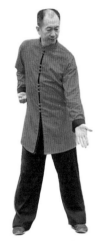

韦陀献杵④

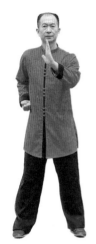

韦陀献杵⑤

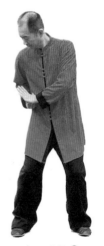

韦陀献杵⑥

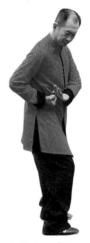

韦陀献杵⑥（侧）

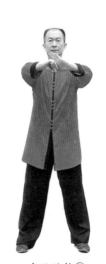

韦陀献杵⑦

图 5-9　韦陀献杵分解动作

（2）虚实桩

动　作　接上式，开步站立，重心慢慢移向右腿，身体微向左转，左脚跟提起，两手向左上方慢慢提起，左脚左前伸，脚跟着地成虚步，两手前后合抱于体左前方（图5-10）。动作持续时间为5min。

要　领　脚步轻提轻落，两脚虚实要分清。

功　用　稳固周身，坚实腰部根基，舒筋活络，伸筋拔力，畅通气血，祛湿除热。

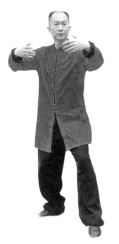 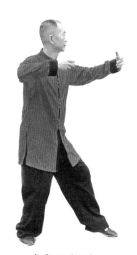

虚实桩　　　　　　　　　　虚实桩（侧）

图5-10　虚实桩分解动作

（3）青龙探爪

动　作　接上式，两脚平行开立，与肩同宽，两臂屈肘，横撑仰掌，指尖相对，高约胸平，离胸前约一拳（图5-11①）。左手经胸前伸过右腋下，指尖应触及肩胛，同时右手在左手的上方，掌心向上，顺势偏前画弧往左侧，直臂探出左肩外侧，上体随之向左扭转，两腿不动。头颈随手的动作左转，目视右手掌（图5-11②）。右手继续画弧往左后，渐屈肘内收。同时左手也由内画弧向胸前，双手复原，仍置于胸前，上体及头随手的动作转向正前方（图5-11③），此为左式。左转探手，重复3次。右式与左式动作相同，方向相反（图5-11④～⑤），重复3次。最后双手复原置于大腿两侧（图5-11⑥）。

要　领　抬头挺胸拔背，伸手时呼气，屈肘胸前时吸气。

功　用　调理气息，通调肝胆、脾胃。

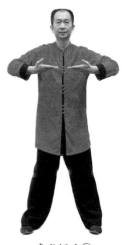 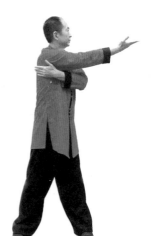 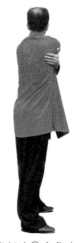

青龙探爪①　　　　青龙探爪②左式　　　青龙探爪②左式（侧）

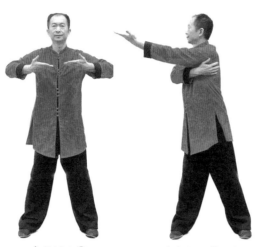
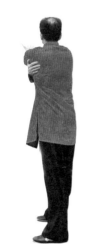

青龙探爪③   青龙探爪④右式   青龙探爪④右式（侧）

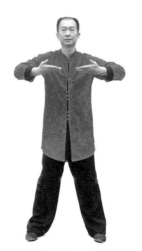
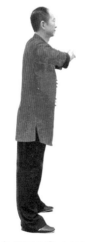
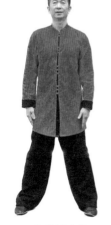

青龙探爪⑤   青龙探爪⑤（侧）   青龙探爪⑥

图 5-11 青龙探爪分解动作

（4）气息归元

动　作　接上式，两手由下向外侧往上（图5-12①），两臂经头交叉打圆环，经胸前下落（图5-12②），如此重复3次，当两手到头顶时，双掌重叠，一掌心盖在另一掌背上（图5-12③），而后自头顶经面部往胸腹部，缓缓地伸直手臂，下推至小腹部（图5-12④～⑤），收左脚，双手自然垂于身侧。

要　领　抬手吸气，落手呼气。用意念想象从百会穴把能量纳入体内，从宗脉进入丹田。

功　用　培元固本，调气固气。

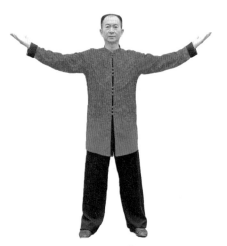

气息归元①

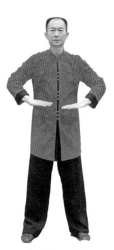

气息归元②

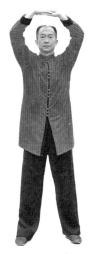
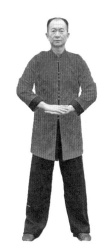
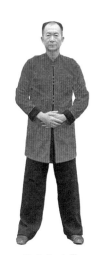

气息归元③　　　　　　气息归元④　　　　　　气息归元⑤

图 5-12　气息归元分解动作

4. 肝肾亏虚型

（1）韦陀献杵

动　作　立正姿势（图 5-13 ①），左脚横跨一步，与肩同宽（图 5-13 ②）。双手握拳提至两侧腰部（图 5-13 ③），左手提掌绕弧，右手握拳（图 5-13 ④～⑤），左掌覆盖于右拳上（图 5-13 ⑥），双手从腰间向前推出，掌尖与鼻头同高，两臂微屈（图 5-13 ⑦），而后两臂缓缓落于体侧，重复 3 次。

要　领　眼随左手抬起，落于右拳，拳向前推出后，眼看远处。起手时吸气，拳推出时呼气。

功　用　调心安神。

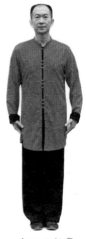

韦陀献杵①

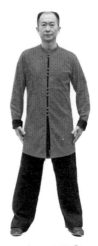

韦陀献杵②

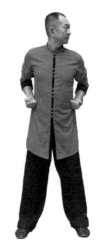

韦陀献杵③

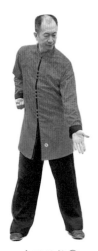

韦陀献杵④

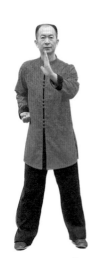

韦陀献杵⑤

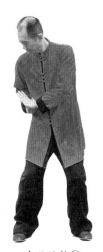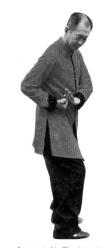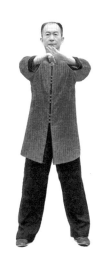

韦陀献杵⑥　　　　韦陀献杵⑥（侧）　　　　韦陀献杵⑦

图 5-13　韦陀献杵分解动作

（2）三角桩

　　动　作　接上式，双脚平行站立，两脚尖稍内扣，两膝稍内夹，间距略宽于肩，下颌微收，虚灵顶劲，上身正直，从头向下节节垂直放松，双膝略屈，五趾抓地。双手由身侧缓慢上抬，在胸部形成三角状，双手掌心相对，指尖间隔一拳距离（图5-14）。动作持续时间为 5min。

　　要　领　呼吸自然，气沉丹田。

　　功　用　聚气培元，强腰健身，补益肝肾。

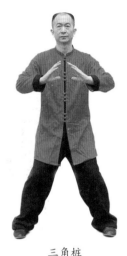
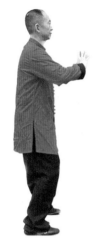

三角桩　　　　　　　　　　　三角桩（侧）

图 5-14　三角桩分解动作

（3）金鸡独立

动　作　接上式，两脚平行开立，与肩同宽，前臂上举与腰齐平，两肘置于身体两侧，同时手掌斜向外展，两手指尖朝向左右两侧（图 5-15①），双手由外向内画弧，经胸两侧外旋，两手指尖朝外侧，同时上提右腿，屈膝，脚尖朝下。双手画弧内收，再由内向前、向外、向后画弧（图 5-15②），此为右式。内收时吸气，外展时呼气，如此重复 3 次。还原两脚平行开立姿势，提起左腿，此为左式，手的动作同前，重复 3 次（图5-15③）。

要　领　提膝时膝盖要向中间靠拢，对着肚脐，脚尖和膝盖垂直，站立不稳时，两手可上下或前后调整以求平衡，支撑腿可微弯，脚尖稍外撇。

功　用　开阔心胸，平衡气血，锻炼腰腿部力量。

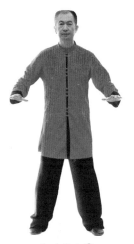

金鸡独立①

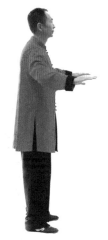

金鸡独立①（侧）

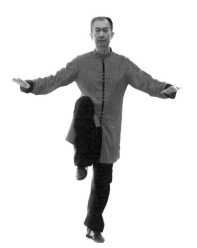

金鸡独立②右式

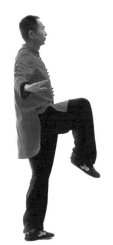

金鸡独立②右式（侧）

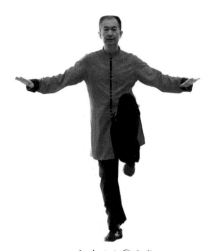
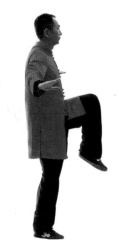

金鸡独立③左式　　　　　　　　金鸡独立③左式（侧）

图 5-15　金鸡独立分解动作

（4）气息归元

动　作　接上式，两手由下向外侧往上（图 5-16①），两臂经头交叉打圆环，经胸前下落（图 5-16②），如此重复 3 次，当两手到头顶时，双掌重叠，一掌心盖在另一掌背上（图 5-16③），而后自头顶经面部往胸腹部，缓缓地伸直手臂，下推至小腹部（图 5-16④～⑤），收左脚，双手自然垂于身侧。

要　领　抬手吸气，落手呼气。用意念想象从百会穴把能量纳入体内，从宗脉进入丹田。

功　用　培元固本，调气固气。

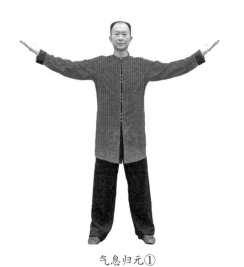

气息归元①

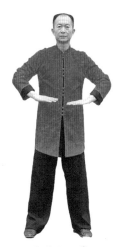

气息归元②

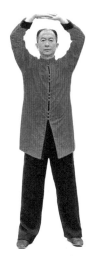

气息归元③

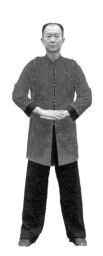

气息归元④

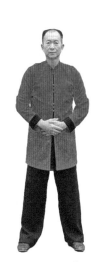

气息归元⑤

图 5-16　气息归元分解动作

六、腰椎间盘突出症常规疗法

腰椎间盘突出症是骨科临床常见病与多发病，目前对于腰椎间盘突出症的治疗方法有很多，除了具有代表性的南少林功法外，南少林特色中药内服、中药外敷和熏蒸对腰椎间盘突出症的防治同样疗效显著。腰椎间盘突出症发病机制复杂，因而治疗手段尚无统一的标准，目前除上述方法外，还可以用熏蒸、艾灸、温熨、按摩、刮痧、拔罐、电疗等措施进行日常防治。以上方法均须在专业医师指导下使用。

1. 中药内服

中药内服是中药口服后，经消化吸收而发挥治疗作用，是千百年来中医治疗疾病的基本方法。口服中药的传统剂型有汤剂、丸剂、散剂、膏剂等。近年来，随着中成药生产工艺的发展，片剂、冲剂、糖浆剂、口服液等也已广泛应用。内服中药加减运用灵活，对症性强，药物吸收快，疗效显著且风险小。腰椎间盘突出症南少林特色内服方如下。

（1）地龙汤

组　成　地龙 15g，当归 12g，桃仁 6g，川芎 6g，杜仲 9g，枸杞子 12g，川续断 12g，独活 6g，延胡索 9g，制香附 9g，甘草 3g。

用　法　水煎服，一日 1 剂。

主　治　腰椎间盘突出症腰腿痛等。

方　解　腰椎间盘突出症是在外力的作用下，使腰椎间盘纤维环破裂，髓核突出，刺激或压迫神经根而引起腰痛及下肢坐骨神经放射痛等症状为特征的腰腿痛疾患。"腰为肾之府"，治宜活血化瘀，强筋壮骨，行气通络。本方以地龙长于通行经络，为君药。当归、桃仁、川芎养血活血，为臣药。佐以杜仲、枸杞子、川续断补肝肾，强筋骨；独活祛风湿，止痹痛；延胡索活血止痛；制香附行气止痛。甘草调和诸药，为使药。全方共奏补益肝肾、祛风除湿、活血养血、理气止痛、通经活络之功。

（2）腰突定痛汤

组　成　土鳖虫 12g，鸡血藤 20g，威灵仙 12g，当归 9g，赤芍 9g，血竭 6g，牛膝 12g，桂枝 9g，乳香 6g，没药 6g，木通 12g，泽兰 12g，郁金 9g，甘草 6g。

用　法　水煎服，一日 1 剂。

主　治　腰椎间盘突出症下肢窜痛明显者。

方　解　腰部筋肉损伤，气行不畅则气滞，血行不畅则血瘀，气滞血瘀则经络不通，不通则痛。治当以活血化瘀、通络、行气止痛为首要。方中以土鳖虫、鸡血藤、当归、赤芍、血竭、乳香、没药活血化瘀，通络止痛；威灵仙长于祛湿通络，走而不守；郁金入肝经，性走散，能行气活血，为血气兼治之品；木通、桂枝善通经络、开痹塞，与牛膝合用，更兼行气活血之功；泽兰辛散温通，行而不峻，善于活血散瘀，通经利脉；甘草调和诸药。本方共奏活血通络、行气止痛之功效。

（3）腰突通络汤

组　成　黄芪 60g，白术 12g，田七 15g，当归 9g，牛膝 12g，红花 9g，独活 12g，木瓜 12g，桑寄生 9g，土鳖虫 9g，细辛 3g，白芍 12g，苏木 9g。

用　法　水煎服，一日 1 剂。

主　治　腰椎间盘突出症（气虚络阻，迁延难愈）。

方　解　腰部筋骨劳损，筋肉无力，筋脉拘挛，日久经络痹阻，正气日虚，腰部气血运行无力，不达肢体，遂致肢端疼痛，行走不利。治当益气活血通络，化瘀止痛。方中用黄芪与白术为伍，具健脾益气、温中升阳之功，为君药。田七、当归、牛膝、红花、土鳖虫活血通络，为臣药。佐以独活、木瓜、桑寄生祛风湿、止痹痛；白芍养血活血，柔肝养筋；细辛发散阴经风寒，搜剔筋骨风湿而具止痛之力。苏木入血分，长于行血通经，为使药。诸药合用，共奏益气活血、化瘀通络之功。

（4）腰突壮筋汤

组　成　熟地黄12g，杜仲12g，川续断12g，狗脊12g，鹿角胶10g，五加皮12g，菟丝子9g，地龙12g，牛膝12g，女贞子9g，当归9g，秦艽9g，木香9g。

用　法　水煎服，一日1剂。

主　治　腰椎间盘突出症。

方　解　腰部伤损日久，肝肾日趋亏虚，风寒湿邪乘虚而入，脉络瘀阻难通，则筋脉失养，症见下肢酸软麻木、隐痛难消。治当补肾壮筋，疏风通络。方中以熟地黄、杜仲、川续断、鹿角胶、菟丝子、女贞子补肾强筋；狗脊、五加皮、秦艽疏风通络；牛膝、当归、地龙活血化瘀通络；木香调气散滞，行气止痛。诸药合用，方证入扣，疗效显现。

（5）益肾壮腰丸

组　成　杜仲20g，肉苁蓉20g，狗脊15g，巴戟天15g，骨碎补10g，熟地黄10g，鸡血藤30g，独活6g，牛膝6g，木香6g，莱菔子6g。

用　法　制丸口服，每次6g，一日2次，用开水或加适量酒送服。

主　治　腰椎间盘突出症（腰腿痛）等。

方　解　腰腿痛是中老年人的常见病之一，与筋骨、肌肉关系尤为密切。肝主筋，肾主骨，老年腰腿痛者，因肝肾精亏，肾阳不足，不能充养、温煦筋骨，则使筋萎骨弱，继而引发痰浊瘀血阻滞，风寒湿邪乘虚而入。治宜滋肝补肾，养血活血通络。方中肉苁蓉、巴戟天补肾阳，益精血，壮筋骨，为君药。鸡血藤、熟地黄滋补肾阴，益精养血，为臣药。佐以杜仲、牛膝、狗脊、独活祛风湿，补肝肾，强筋骨，壮腰膝；骨碎补补肝肾，强筋骨，活血续筋。木香、莱菔子行气止痛，消食导滞，为使药。诸药共奏补肝肾、强筋骨之功效。

（6）腰痛1号方

组　成　骨碎补10g，威灵仙10g，当归8g，川芎8g，赤芍12g，熟地黄10g，狗脊10g，杜仲10g，肉苁蓉10g，枸杞15g，甘草3g，菟丝子10g。

用　法　水煎服，一日1剂。

主　治　腰椎间盘突出症（肝肾亏虚证）。

方　解　本方为肾精亏虚腰痛所设，腰为肾之府，"摇转不能，肾将惫矣"。治当以滋补肾精，辅以养血活血。方以杜仲、狗脊、菟丝子为君药，补肾强腰；骨碎补、肉苁蓉、枸杞子、熟地黄为臣药，滋补肾精，肾精足则腰膝自强；再佐以威灵仙、当归、川芎、赤芍养血活血，祛湿止痛；甘草缓急止痛，为使药。

（7）腰痛2号方

组　成　独活15g，桑寄生15g，川芎15g，防风10g，川牛膝15g，杜仲10g，秦艽15g，茯苓10g，当归10g，细辛3g，甘草6g。

用　法　水煎服，一日1剂。

主 治 腰椎间盘突出症（风寒湿痹证）。

方 解 方中用独活、桑寄生祛风除湿，养血和营，活络通痹，为君药。牛膝、杜仲补益肝肾，强壮筋骨，为臣药。佐以川芎、当归补血活血，茯苓益气扶脾，使气血旺盛，有助于祛除风湿；细辛以搜风治风痹；秦艽、防风祛周身风寒湿邪。甘草调和诸药，为使药。各药合用，是为标本兼顾、扶正祛邪之剂，对风寒湿三气着于腰部筋骨的痹证，为常用有效的方剂。

（8）腰痛 3 号方

组 成 杜仲 10g，川续断 10g，白芍 15g，赤芍 10g，地龙 10g，土鳖虫 6g，当归尾 12g，桃仁 10g，两面针 12g，延胡索 8g，丹参 10g，甘草 3g。

用 法 水煎服，一日 1 剂。

主 治 腰椎间盘突出症（气滞血瘀证）。

方 解 本方以丹参、赤芍、当归尾、桃仁、土鳖虫通行上中下三焦，活血化瘀；白芍、地龙、甘草、延胡索缓急止痛；两面针消肿止痛；杜仲强腰膝，引药归经；川续断续筋接骨止痛。全方共奏活血化瘀、通络止痛之功。

（9）闪腰汤

组 成 黄芪 30g，当归 10g，丹参 12g，木蝴蝶 10g，威灵仙 10g，杜仲 10g，酒狗脊 10g，钩藤 (后下)10g，甘草 6g，制乳香 6g，制没药 6g。

用 法 水煎服或水酒各半煎服，温服，二煎药渣可热敷腰部。

主 治 急性腰扭伤，岔气，腰间骨错缝等筋伤诸疾。

方 解 扭闪错节，必致瘀聚凝结，筋骨错缝。《医宗金鉴·正骨心法要旨》曰："当先柔筋，令其和软，再按其骨，徐徐合缝，背脊始直。"内服宜和血化瘀，通络定痛。方中黄芪、当归、丹参活血行气化瘀，为君药。杜仲、狗脊补肾强筋，调摄太阳经气，为臣药。佐以木蝴蝶、威灵仙、钩藤行气祛风活络而和血，制乳香、制没药二药并用，宣通经络，散血定痛。甘草调和诸药，缓急止痛，为使药。

2. 中药外敷

中药外敷常见有中药散剂、中药水剂、中药膏剂、中药膜剂4种剂型。古人有云："外治之药亦即内治之药，所异者法耳。"中药外敷可通过药物经皮肤渗透与吸收，随血液运行到达病所直接发挥作用，也可通过药物不断刺激皮肤或穴位间接发挥作用。常用外敷中药具有温经散寒、通经活络、祛湿止痛等功效。腰椎间盘突出症南少林特色中药外敷方如下。

（1）舒筋止痛水

组　成　怀牛膝 12g，当归 18g，红花 30g，三棱 18g，生草乌 12g，生川乌 12g，木瓜 12g，樟脑 30g，五加皮 12g，三七粉 18g。

用　法　以上 10 味药，以 70% 酒精 1.5L，密封浸泡 1 个月，分取上清液，外用。皮肤破溃及过敏者禁用。

主　治　颈椎病、腰痛、肩膝关节痛。

方　解　上方制成药水局部涂擦或配合按摩，可起到温通脉络、舒筋活血的作用。对颈腰椎筋肉劳损，气血运行不畅，经络受阻，因而引起颈项肩部或腰部疼痛、僵硬、肢体麻木等不适症状，疗效甚佳。方中当归、红花、三棱、三七、牛膝活血祛瘀；草乌、川乌、木瓜、五加皮逐风邪，散寒湿；樟脑温散止痛；配以 70% 的酒精通血脉，祛寒气，引药势。诸药配合能达到活血舒筋、祛风止痛之目的。

（2）正骨舒筋酊

组　成　桃仁15g，红花15g，当归30g，川芎15g，生地黄30g，黄芪45g，羌活12g，独活12g，青皮10g，陈皮10g，川乌30g，苏木15g，草乌30g，威灵仙12g，刘寄奴15g，忍冬藤45g，莪术15g，半夏10g，马钱子12g，鸡血藤45g，冬青油（水杨酸甲酯）30g，冰片10g。

用　法　以上22味，除冬青油、冰片外，其余20味，按流浸膏剂与浸膏剂项下的渗滤法，用75%乙醇做溶剂，浸渍，使药材充分湿润后缓缓渗滤，收集渗滤液。将冬青油和冰片分别加入到渗滤液中，用75%乙醇调至足量，搅拌均匀，分装入喷雾剂瓶，即得。规格：每瓶100mL。用时喷涂适量药水至伤处，轻柔按摩，或作为按摩介质使用。

主　治　一切跌打损伤，骨折脱位，筋伤扭挫，青紫瘀斑等。

方　解　骨折筋伤，瘀血内滞，营络失畅，久则生风留痰，发为肿痛僵硬、着痹废萎诸疾。治宜消肿活血，化瘀定痛，祛风除湿。方中桃仁、红花、当归、川芎、生地黄、苏木、刘寄奴、莪术为君药，活血凉血，破瘀而不留滞，治本之法也。黄芪、青皮、陈皮、半夏、马钱子理气化痰，疏通气道之需，清理之要点矣，故为臣药。羌活、独活、忍冬藤、鸡血藤祛风活络除痹，是为佐药。冬青油舒筋，配冰片渗入皮肤，引药直达病所，乃使者之用也。

（3）热盐敷

热盐敷是一种纯天然的外敷治疗方法，无不良反应，适合各种人群。粗盐加热后保温性、渗透性强，能把热量渗透进体内，从而加速血液循环、消炎止痛，还可作为药引可引诸药下行。

具体操作方法为：取粗盐炒热外敷患处，或粗盐加药物一起炒热使用。热敷时一定要掌握尺度，避免烫伤；使用过的盐袋，可以放置在通风干燥的地方，防止出现受潮或变成硬块而影响下次使用。

3. 熏蒸

熏蒸具有舒筋活络、益气化瘀、滋补元气等功效，在热气的作用下会促进血管扩张，改善患处的血液循环，使药物直接在病灶部位发挥作用，在缓解患者疼痛、增强抗寒能力及改善关节功能障碍方面效果十分显著。除此之外，药物经皮肤渗入筋肉、经脉，通过药物及温热的双重机制发挥作用，改善患处的肌肉痉挛状态，松解组织粘连的现象，从而达到治疗目的。腰椎间盘突出症南少林特色熏蒸方如下。

痹痛洗剂

组　成　肿节风 10g，忍冬藤 10g，海风藤 10g，络石藤 10g，松节 15g，榕树须 15g，桑寄生 15g，生川乌、生草乌各 3g，当归尾 20g，牛膝、木瓜各 12g。

用　法　加水 1.5~2L，煎汤熏洗患部，每日 1~2 次，每次 20~30min。

主　治　各种痹证。

方　解　风寒湿邪侵袭人体，气血闭阻不通，肢节肿痛，屈伸受限，宜祛风除湿、止痛通痹。本方用肿节风、忍冬藤、海风藤、络石藤、榕树须、松节、桑寄生祛风胜湿，通络止痛；生川乌、生草乌祛风散寒，温经止痛；当归尾活血化瘀，消肿止痛；牛膝、木瓜为下肢引经药，使药性直达病所。全方具有舒通经络、除痹止痛、通利关节之功效。

4. 艾灸

艾灸通过艾叶燃烧时产生的温度及独特的红外线辐射产生治疗效果。除此之外，艾叶燃烧产生的抗氧化物质附着在穴位处皮肤上，能够在灸区形成高浓药区，通过腧穴的循经感传，并在热力的作用下渗透达到组织深部，发挥温通经络、宣通气血等功效。

根据患者腰突的疼痛部位，可以配合选用肾俞、志室、腰阳关、大肠俞、腰眼、关元俞、环跳、委中等具有特定疗效的腧穴部位。这些穴位虽是局部取穴，却为治病之精髓，也是疗效之关键，联合应用可通达关节、活血消肿、祛瘀止痛。

5. 温熨

温熨疗法是传统砭石疗法（砭术）之一。古人发现用烤热的石头放在患处按摩可以减轻疼痛，这是最早的温熨疗法。温熨具有养筋荣脉、逐寒祛湿、行气活血通络等功效。与将砭石放在热水浸泡加热等方式不同，电热砭石仪具有方便控制温度、不易烫伤等优点，可有效改善局部血液循环，缓解慢性炎症。具体操作为将电热砭石仪放置于身体的疼痛部位恒温加热，可同时对经络穴位实施砭石手法操作，如刮、拍、点、摩、擦。

6. 按摩

按摩通过特定的手法或技巧在人体特定的穴位或部位进行按压，平衡肌肉组织，调节炎症状态，具有改善局部的血液循环、缓解疼痛、增强肌力等功效。其安全性高，适合在家操作。腰椎间盘突出症按摩也可选取肾俞、志室、腰阳关、大肠俞、腰眼、关元俞、环跳、委中等具有特定疗效的腧穴部位。

7. 刮痧

刮痧可促使局部体表温度上升，扩张血管，改善血液循环，促进炎性物质渗出与吸收，从而改善经络气血瘀滞状态，松解组织粘连，提高关节活动度。因此刮痧具有行气活血、疏通经络、祛邪排毒等功效。

刮痧的具体操作：蘸取一定介质（植物油、药油、凡士林等），手握刮痧板（牛角、玉石、砭石、铜钱、瓷汤勺等）在体表特定部位反复刮动、摩擦，手法宜先轻、慢，待适应后再加重、加快；方向宜单向、循经络刮拭（背部督脉和足太阳膀胱经为先），遇痛点（局部阿是穴）、穴位时重点刮拭，以出痧为度；刮痧后饮用温开水，以助机体排毒祛邪；出痧后30min 内忌洗冷水澡，夏季出痧部位忌风扇或空调直吹，冬季应注意保暖。

8. 拔罐

拔罐过程中罐内形成的负压条件，可使局部毛细血管迅速扩张充血，甚至破裂出血，随即产生类组胺物质，刺激组织器官功能活力增强，改善血运及新陈代谢，提高机体抵抗力。因此拔罐具有通经活络、行气活血、消肿止痛、祛风散寒等功效。

目前拔罐常用的罐具种类较多，有竹罐、玻璃罐、抽气罐等。抽气罐利用机械抽气原理使罐体内形成负压，罐体吸附于选定的部位。其操作简便、价格低廉、安全系数高，普遍用于个人和家庭的自我医疗保健，是目前较普及的新型拔罐器。玻璃罐使用时应用镊子夹酒精棉球点燃，在罐内绕一圈抽出，而后迅速将罐罩在选定的部位上，即可吸住。使用玻璃罐时切忌火烧罐口，以免烫伤皮肤。拔罐时留罐时间不宜超过 20min，以免损伤皮肤。拔罐常配合走罐、闪罐、刺络拔罐及留针拔罐等方法使用。刮痧与拔罐联合实施，可发挥协同作用。

9. 电疗

随着科技的发展，各种电子理疗仪"飞入寻常百姓家"。电子理疗仪利用恒定电流持续兴奋肌肉组织，引起骨骼肌肉收缩，促进局部血液循环和淋巴回流，从而锻炼肌肉，防止肌肉萎缩；除此之外，还可以提高平滑肌肌张力，改善患者疼痛症状，具有活血化瘀、舒筋活络等功效。电疗的具体操作：患者可取卧位，以腰部压痛点为中心，标记出疼痛位置，常见肾俞、志室、腰阳关等位置。自上而下治疗以点打为主，范围可由点及面，来回平移或圈打，使局部有酸胀感、向下放射感。治疗时首先进行低频脉冲电流冲击，兴奋神经肌肉组织，然后再进行中频脉冲电流冲击，改善局部血液循环。冲击波治疗频率、能级等参数需根据患者耐受力及病情程度进行调整，每次持续20~30min。治疗时应注意局部的防寒保暖，以免加重病情。

七、腰椎间盘突出症日常保健

腰椎间盘突出症的日常保健应贯穿整个生活，包括生活习惯规范、心理疗法、腰部保护措施、功能锻炼、身心训练。

1. 规范姿势

适当锻炼、控制体重、增强自我保护意识、避免腰部不良姿势等有利于腰背部疼痛康复。维持正确的生活习惯，可避免加重神经根的刺激。

2. 心理疗法

腰椎间盘突出症患者术后通常有轻度的焦虑及抑郁情绪，认知行为疗法可在短期内改善腰痛。

3. 保护腰部

腰部护具和中等硬度床垫是常规的腰部保护措施。护具可通过限制脊柱活动缓解疼痛，亚急性腰痛患者佩戴弹性腰围30~90 d后，对镇痛药物的需求减少，功能状态也得到一定改善，但同时会给患者带来心理负担，以及因腰背活动受限而引起的肌肉萎缩。中等硬度床垫可改善腰部功能。

4. 功能锻炼

腰椎间盘突出症患者行核心肌群训练可缓解腰部疼痛，并改善功能。在治疗方案中适当加入方向特异性训练，如麦肯基疗法，在特定方向的关节活动范围末端进行反复的屈伸牵拉，可在短期缓解疼痛，并减少镇痛药物的应用。

5. 身心训练

常见的身心训练方法有腰椎家庭功能锻炼等。采用特殊体位、呼吸技术以及精神集中等综合性训练，舒缓全身肌肉及提高人体躯干控制能力，有利于核心肌群稳定。

6. 及时就医

当出现腰部反复疼痛，下肢麻木、放射痛等症状，影响行动时，应及时前往医院救治，以免延误最佳治疗时机。

八、附图

1. 腰椎解剖图

腰椎间盘突出症示意图（图 8-1）。

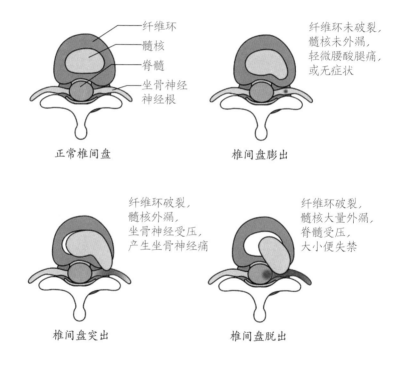

正常椎间盘：纤维环、髓核、脊髓、坐骨神经 神经根

椎间盘膨出：纤维环未破裂，髓核未外漏，轻微腰酸腿痛，或无症状

椎间盘突出：纤维环破裂，髓核外漏，坐骨神经受压，产生坐骨神经痛

椎间盘脱出：纤维环破裂，髓核大量外漏，脊髓受压，大小便失禁

图 8-1 腰椎间盘突出症示意图

2. 常用穴位图

（1）肾俞　平脐水平线与脊柱相交椎体（第2腰椎）棘突下缘旁开约2横指（食、中指）处，即为本穴（图8-2）。

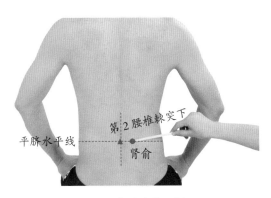

图8-2　肾俞穴位置图

（2）志室　平脐水平线与脊柱相交椎体（第2腰椎）棘突下缘旁开4横指处，即为本穴（图8-3）。

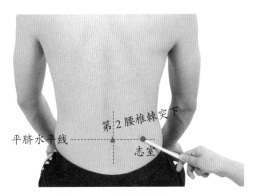

图8-3　志室穴位置图

（3）**腰阳关**　两侧髂前上棘连线与脊柱交点处，即为本穴（图8-4）。

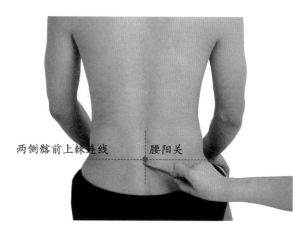

两侧髂前上棘连线　　腰阳关

图8-4　腰阳关穴位置图

（4）**大肠俞**　两侧髂前上棘连线与脊柱交点（第4腰椎）棘突下缘旁开约2横指（食、中指）处，即为本穴（图8-5）。

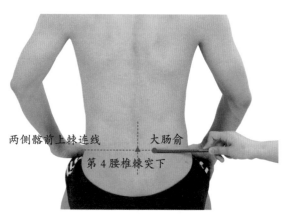

两侧髂前上棘连线　　大肠俞

第4腰椎棘突下

图8-5　大肠俞穴位置图

（5）腰眼 两侧髂前上棘连线与脊柱交点（第4腰椎）棘突下缘旁开4横指加半横指处，即为本穴（图8-6）。

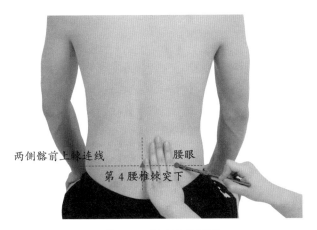

两侧髂前上棘连线 腰眼
第4腰椎棘突下

图8-6 腰眼穴位置图

（6）关元俞 两侧髂前上棘连线与脊柱交点（第4腰椎）往下推一个椎体（第5腰椎），其棘突下缘旁开约2横指（食、中指）处，即为本穴（图8-7）。

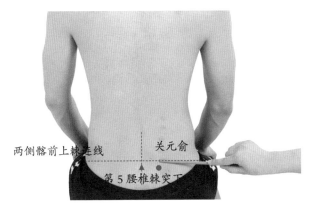

两侧髂前上棘连线 关元俞
第5腰椎棘突下

图8-7 关元俞穴位置图

（7）**环跳** 股骨大转子与骶管裂孔做一直线，外 1/3 与内 2/3 交点处，即为本穴（图 8-8）。

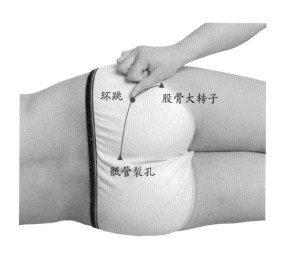

图 8-8　环跳穴位置图

（8）**委中** 膝盖后面凹陷处的腘横纹中点，即为本穴（图 8-9）。

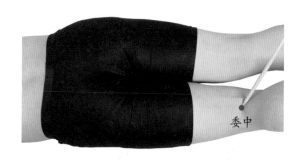

图 8-9　委中穴位置图

南少林骨伤功法探秘

网球肘防治

吴广文　鄢行辉　吴国天 ◎ 主编

海峡出版发行集团
THE STRAITS PUBLISHING & DISTRIBUTING GROUP

福建科学技术出版社
FUJIAN SCIENCE & TECHNOLOGY PUBLISHING HOUSE

编　委　会

主　编：吴广文　鄢行辉　吴国天

副主编：陈　俊　李　楠　朱浩铭
　　　　王　嵘　方月龙　翁劲松

编　委：（以姓氏笔画为序）
　　　　王如意　毛雨婷　刘淑娟　李　璐　吴丽君
　　　　苏逸旭　张　婷　陈　楠　罗清清　郑若曦
　　　　耿秋东　郭宇辰　黄佳瑜　董　淇　鄢仁相
　　　　戴雨婷

序

　　南少林系唐初嵩山少林寺"勇救唐王"十三棍僧之一的智空大师入闽建立的。武僧经常受伤，必须具备防伤治伤技能。南少林在传承过程中集"禅""医""武"之大成。2012年12月"南少林骨伤流派"列入第一批全国中医学术流派传承工作室建设项目。

　　《南少林骨伤功法探秘》系作者多年从事南少林骨伤医疗与武术教学的经验总结。该书包括颈椎病、肩周炎、腰椎间盘突出症、网球肘、老寒腿防治五个部分。颈椎病、肩周炎、腰椎间盘突出症、网球肘、老寒腿（膝骨关节炎）均为骨伤科常见病、多发病，采用南少林手法、练功及中医药内服外治综合治疗，疗效良好。其中南少林手法既符合中医骨伤科"动静结合""筋骨并重""内外兼治""医患合作"的治疗原则，又融汇南少林骨伤流派"医武贯通""动作贯通""气息贯通"的特色，临证可达到"手随心转，法从手出"的境界。

　　该书在展现南少林骨伤特色疗法的同时，针对现代生活的特点和需要，突出南少林骨伤练功法的养生保健功能，为读者提供了一套简便易学的骨伤治疗与养生方法，既可有效解除患者疾苦，又有益于大众身心健康。

《南少林骨伤功法探秘》付梓之际，作者嘱余写序。余拜读该书后，深感其内容遵循"禅""医""武"结合的南少林骨伤流派学术思想，且通俗易懂，图文并茂，易学易用，对读者多有裨益，故乐为之序。

王和鸣

2023 年 8 月

目 录

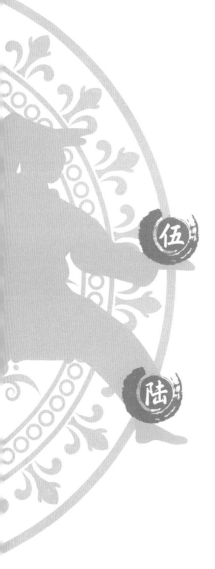

一、网球肘概述

1. 网球肘是什么

您是否有肘关节姿势不当或劳累后肘部外侧疼痛，时间久后连拧毛巾、扫地和拿平底锅时都会感到疼痛乏力，严重时提物不仅会觉得肘部疼痛，甚至突然无力，容易掉落物品？有时肘部疼痛可放射到前臂外侧、腕部、上臂和肩部，晚上疼痛加剧？如果有以上情况，那您很有可能得网球肘了。那到底什么是网球肘呢？

网球肘又称为"肱骨外上髁炎"，是一种肱骨外上髁处、伸肌总肌腱起点附近的慢性损伤性炎症，仅骨膜、肌腱、关节滑膜等部位受累，骨质并没有实质性损害。多见于网球运动员而得名，但并不是只有打网球的人才会得网球肘。若经常握持重物，重复做旋转前臂的动作，也容易得网球肘。高尔夫球运动员、厨师、家庭主妇、油漆工人也是网球肘的好发人群。作为肘部常见的慢性疾病，网球肘的病因较为广泛，正确认识网球肘的发病机制，在日常生活中避免诱因，保护肘关节，才能有效防范网球肘的发生。

2. 中医对网球肘的认识

中医古籍中并无"网球肘"的病名记载，但根据网球肘的临床表现，可将其归属"筋伤"范畴。内因为气血亏虚，血不养筋导致不荣则痛；外因为筋骨损伤，邪气入侵，久之气血瘀滞不畅，肘部经气不通而致不通则痛。

（1）内因　不荣则痛。中医有"劳则气耗"的说法，"耗气"这个词语想必大众并不陌生。对于网球运动员和家庭主妇等特定人群而言，肘部劳力过度耗伤气血，气血亏虚的代价就是血不养筋，筋骨没有了营养物质，表现为肘关节酸痛或隐隐作痛，久之肌肉萎缩无力。气血不足以濡养筋骨，网球肘则容易反复发作，缠绵难愈，患者苦不堪言。

（2）外因　①筋骨劳伤。《素问·痿论》曰"宗筋者，主束骨而利机关也。"筋主要是指人体皮肤、浅深筋膜、肌肉、肌腱、周围神经及血管等软组织。当做肘部屈伸运动、前臂过度旋前或旋后的动作不到位，长期反复则容易导致筋骨损伤。网球肘的筋伤表现归为三类：一为筋挛，表现为肌肉、肌腱、筋膜等软组织高张力状态，即肘关节屈伸不利，感到疼痛；二为筋结，表现为局部形态学改变，触诊肌肉筋膜时常可发现条索、结节样改变，部分网球肘患者在肘关节及前臂可摸到压痛点和结节，用拨筋手法有助于消散结节；三为筋弱，表现为肌肉、肌腱失去弹性，前臂肌肉萎弱，力量下降，多见于体质虚弱者或老年人。②不通则痛。古籍记载："筋伤辨治，气血为要。"气血失调对于筋伤的产生具有重要影响。经络是人体气血流通的途径，其中手阳明大肠经、手少阳三焦经和手太阳小肠经都经过网球肘的病发部位。且三阳经为多气多血之经，当筋骨受到损伤，气血淤堵于经络，犹如管道被泥土堵住，疏泄不通，导致经气不通则痛，淤堵处往往是网球肘患者的疼痛点。本病早期以气滞血瘀为主，气滞表现为肘关节游走性疼痛，走窜不定，以感觉胀痛为主；血瘀表现为疼痛部位固定，有刺痛感，夜间加剧。因此网球肘的治疗思路可从调理经络气血考虑，疏通经络使气血流通，疼痛自然得以缓解。③外邪侵袭。《素问·刺法论》曰："正气存内，邪不可干。"相反，当筋骨劳伤而致气血失调，人体正气亏虚不足以抵御外邪，此时遇到风寒湿等外邪的侵袭，可加剧病情。邪气入侵阻碍气血运行，同样使经络阻塞不通。不同的邪气侵袭肘关节的表现各有特点。寒邪侵袭致使肘关节冷痛，肌肉紧张，靠热敷等温热疗法能缓解疼痛；湿邪侵袭时感觉肘关节像浸水的毛巾一样沉重无力，疼痛以酸痛为主；风邪入侵则疼痛部位走窜不定。网球肘好发人群日常应注重对肘关节的保护，预防风寒湿等外邪侵袭肘关节，避免网球肘的发生。

3. 西医对网球肘的认识

（1）发病诱因　本病多见于因职业需要反复屈伸肘关节和旋转前臂的人，许多肌肉的肌腱都附着在肘部，肘部是维持前臂肌肉正常活动的支点。我们在挥网球拍、羽毛球拍时，同时运用到前臂和肘部，此时前臂、肘部的肌肉呈收缩、紧张的状态，如果频繁使用这些肌肉加上姿势不当，长时间的负荷容易造成这些肌肉近端的肌腱变性，甚至是轻微的撕裂伤，日积月累导致肌腱的变性，从而引起网球肘的发生。网球肘并非网球运动员的"专利"，近年来网球肘的患者群体以家庭妇女更为常见。可能大家会有疑问，没打网球怎么会得网球肘？主要原因是手腕部过多用力，或用力时间过长、过猛，特别是家庭主妇们日复一日地切菜、端锅炒菜、手洗衣服、抱孩子，大多数家务活需要用到前臂和手腕活动，长期干家务活容易使肱骨外上髁这个肌腱的集中附着处受到牵拉和刺激，时间久了形成积累性劳损而引起肱骨外上髁周围的慢性无菌性炎症。

（2）发病机制　①肱骨外上髁损伤。肱骨外上髁为多个肌腱的附着处，起于肱骨外上髁部的桡侧腕长伸肌、桡侧腕短伸肌、肱桡肌、旋后肌等能支持我们做伸腕和前臂旋后的动作。当腕背伸或前臂旋后过度都会使附着于肱骨外上髁部的肌腱起点处受到牵拉而致伤。部分肌纤维断裂、出血、粘连，引起局部疼痛、肌肉痉挛，疼痛沿桡侧腕伸肌向前臂放射，这就能解释网球肘患者为何肘部和前臂均能感到疼痛。②其他因素。2015 年有研究发现 COL5A1 基因的 Bst UI 和 Dpn Ⅱ变体是网球肘危险因素，携带 COL5A1 基因 Bst UI A1 和 Dpn Ⅱ B2 等位基因的人患网球肘的可能性更高，遗传因素成为网球肘的原因之一。高糖血症也是引起网球肘的重要原因，2010 年的一项研究发现，慢性高糖血症患者患网球肘的风险是正常人的 3.37 倍。网球肘的发病原因被慢慢发掘，意味着将会有更多攻克网球肘这个难题的研究。

二、网球肘诊断

网球肘，又称肱骨外上髁炎，是肘关节常见的疾病之一。由于在刚发现时最常出现于网球运动员身上，在 19 世纪末期被命名为"网球肘"，该病亦多见于从事前臂及腕部活动强度较大的劳作者，如砖瓦工、木工及家庭妇女等。中医、西医各自有不同的诊断标准，具体如下。

1. 中医诊断

起病缓慢，初起时在劳累或做某动作时偶感肘外侧酸胀疼痛，休息后缓解。随着病情的加重，做拧毛巾、扫地、端壶倒水等动作时疼痛加剧，前臂无力，甚至持物落地。日久转为持续性疼痛，可向上臂及前臂放射，影响肢体活动。肱骨外上髁及肱桡关节间隙处有明显的压痛点。

2. 西医诊断

肘关节外侧疼痛，疼痛呈持续进行性加重，可向前臂外侧放射。检查见肘关节外侧压痛，握拳、伸腕及旋转动作可引起肱骨外上髁处疼痛加重，前臂抗阻力旋后试验（Mills 试验）阳性。X 线检查一般无异常变化，有时可见钙化阴影、肱骨外上髁粗糙、骨膜反应等。

三、网球肘临床分期与分型

网球肘初期的临床表现是劳累后疼痛。随着病情的加重，扫地、提物、拧毛巾等轻微用力即可诱发疼痛，并有沿前臂伸肌群走行方向的前臂放射性疼痛及麻木等异常感觉，前臂无力，甚至持物落地。体检一部分患者自觉肘外部有肿胀感，但极少数患者可见到局部轻度肿胀，并有微热。在伸肌总腱干肱骨外上髁起始部有确定的压痛点。重者按压时疼痛可向前臂外侧放射。临床上依据 Jensen 修正的视觉模拟评分法（visual analogue scale，VAS）对肱骨外上髁、环状韧带、肱桡关节间隙等疼痛情况进行评估，依据评分结果将其分为急性期和缓解期。中医辨证将其分为风寒阻络型、湿热内蕴型和气血亏虚型。

1. 临床分期

（1）急性期　伴或不伴肘关节功能障碍（VAS 评分 4~10 分）。

（2）**缓解期**　伴或不伴患侧肘关节伸肘、旋转功能受限（VAS评分＜4分）。

Jensen修正的视觉模拟评分法（VAS）：受试者可在以下横线上以竖线标记为准，标记目前的疼痛情况。

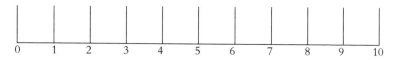

疼痛评分：0分表示无疼痛；＜4分表示有轻微的疼痛；4~7分表示中度疼痛，尚能忍受；＞7分表示强烈的疼痛，难以忍受，影响食欲，影响睡眠。

2. 辨证分型

（1）**风寒阻络型**　肘部酸痛麻木，屈伸不利，遇寒加重，得温痛缓，舌苔薄白，脉弦紧或浮紧。

（2）**湿热内蕴型**　肘外侧疼痛，有热感，局部压痛明显，活动后疼痛减轻，常伴口渴不欲饮，舌苔黄腻，脉濡数。

（3）**气血亏虚型**　起病时间较长，肘部酸痛反复发作，提物无力，肘外侧压痛，喜揉喜按，常伴少气懒言，面色苍白，舌淡苔白，脉沉细。

四、南少林护肘八式 ——

南少林护肘八式是从南少林武医练功法中提炼而形成的，是一种内外功相兼、动静结合的功法，即内练"精、气、神"，外练"筋、骨、皮"，两者结合相得益彰。练习该功法在无病时可以防病强身，有病可以起到治疗作用。对于网球肘，通过练习该功法，可以通经活络、舒筋壮骨、搜风定痛、去瘀生新，起到辅助治疗的作用。练功必须循序渐进，持之以恒。只有这样，才能达到更好的效果。

1. 起势

动　作　两脚平行分开，与肩同宽，双腿自然直立，两臂自然下垂，两手轻贴于大腿外侧（图4-1①～②）。

要　领　排除杂念，宁心静气，气沉丹田，呼吸自然。

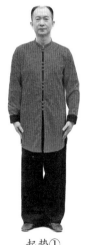 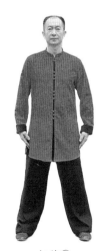

起势①　　　　　　　　起势②

图4-1　起势分解动作

2. 混元一气

动　作　接上式，两脚跟内收立正（图4-2①），两臂交叉放于腹前，双手掌心向内（图4-2②），先做吐纳法，舌尖抵上腭，用鼻先长呼气一口，随后长吸气一口。两臂交叉由胸前往上画弧，同时两脚跟靠紧提起，脚尖立地，双眼看向前方，手心由内侧转到头顶时，逐渐转向外侧（图4-2③），两臂经两侧下落，脚跟随手下落着地（图4-2④）。手上升时吸气，下落时呼气，重复3次。

要　领　起功时呼吸要均匀深长，吐纳法要用鼻吸鼻呼，其他动作可以用自然呼吸法，或以呼吸与动作配合。

功　用　吐故纳新，改善气血循环，促进新陈代谢。

适应证　全身气血不畅，关节疼痛。

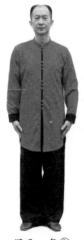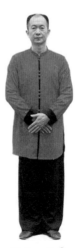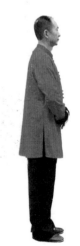

混元一气①　　　　　　混元一气②　　　　　　混元一气②（侧）

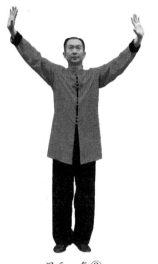
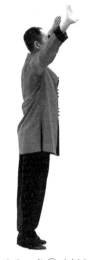
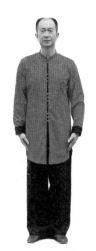

混元一气③　　　　　混元一气③（侧）　　　　混元一气④

图4-2　混元一气分解动作

3. 并驾齐驱

动　作　接上式，两脚开立，双手为侧竖掌，双肘自然附于身体两侧（图4-3①），抬起至耳边，手与肘成直线，手变换为侧竖掌（图4-3②）。两手朝前往下画弧，向内收时指尖朝上，掌经腋侧往上，高不过眉，两手继续画弧向前下落置于腰间（图4-3③）。如此重复6次。

要　领　身体保持正直，不可前后俯仰，掌心相对，较肩宽，在体侧转动，意念贯注于小指侧，以助经脉气血运行。

功　用　舒筋活络，调整气血。

适应证　肘关节不适。

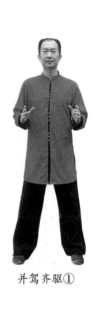

并驾齐驱①

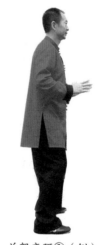

并驾齐驱①（侧）

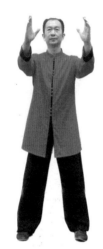

并驾齐驱②

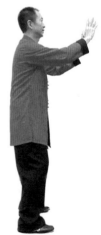

并驾齐驱②（侧）

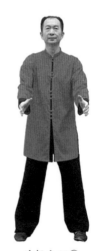

并驾齐驱③

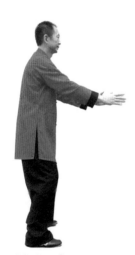

并驾齐驱③（侧）

图 4-3 并驾齐驱分解动作

4. 手按浮球

动　作　接上式，两手掌心向下，置于身体外侧，指尖朝外，两膝微屈（图4-4①）。两手掌往内经胁前画弧向外展（图4-4②），再复于内（图4-4③），如此连续绕平环3次，手向内时缓缓吸气，外展时呼气。重复3次。

要　领　手指要轻微屈伸，腕关节要左右摆动，指尖保持向外，不宜垂腕，要平掌势，意识注于掌心，用意不用力，犹如用手轻按旋转水面浮球的样子。

功　用　疏肝理气，补益脾胃，有利于脾经。

适应证　指掌及腕肘关节活动不利。

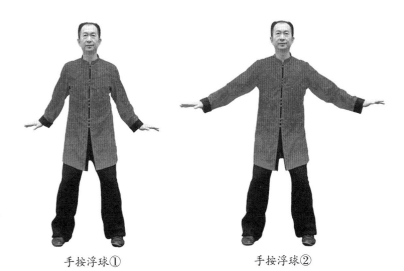

手按浮球①　　　　　　　　　手按浮球②

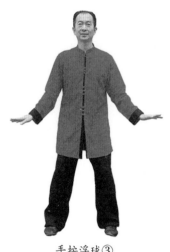
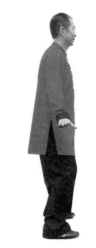

手按浮球③　　　　　　　　　　手按浮球③（侧）

图 4-4　手按浮球分解动作

5. 藤萝攀壁

　　动　作　接上式，两臂同时从左下向上经胸前向右画，左手横掌，掌心朝外，左手推掌势，拇指指尖朝上，右手在下（图4-5①）。两脚马步站立，右膝随手的动作稍向右移，右膝屈曲，重心在右腿，上体右转。两臂由左侧往下经腹前继续向右上方画弧，右手逐渐变成横掌直臂在前上方，同时左手也逐渐变为推掌屈肘在胸前（图4-5②）。两腿也随手的动作，变成右膝略屈，左腿自然弯曲（图4-5③）。如此重复3次。右式同左式，动作相同，方向相反（图4-5④~⑥），重复进行3次。

　　要　领　全身动作要协调一致，眼随手转。

　　功　用　舒筋活络，调理气血。

　　适应证　肘关节活动障碍及四肢乏力。

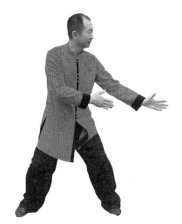

藤萝攀壁①左式

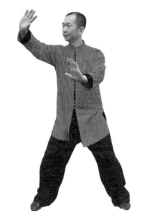

藤萝攀壁②左式

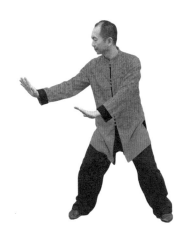

藤萝攀壁③左式

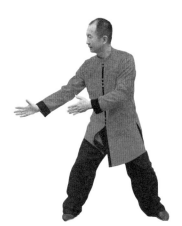

藤萝攀壁④右式

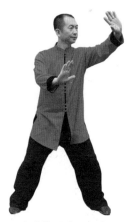
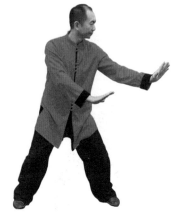

藤萝攀壁⑤右式　　　　　　藤萝攀壁⑥右式

图4-5　藤萝攀壁分解动作

6. 横环托撑

动　作　接上式，两足分开同肩宽，直立。两臂下垂于腹前，腕关节内屈，左手手背置于右手掌心上（图4-6①）。左掌向左，右掌向右，同时往上画弧，缓缓提起，过肩上后，掌朝外翻转，掌心向上，往头顶画弧托起（图4-6②）。两手继续向左右两侧画弧，慢慢下落，坐腕，指尖向上（图4-6③）。继续往下画弧落于髋旁，腕关节背伸，掌心朝下，指尖朝前，成为下按之势（图4-6④），然后翻掌，掌心朝上，回到左手手背置于右手掌心姿势，动作重复6次，3次左手在上，3次右手在上。

要　领　手掌在头顶托起及左右撑和下按时，前臂尽量与手掌保持垂直，肩要松，肘要活。

功　用　活动肩、肘、腕等关节，通调气血。

适应证　网球肘。

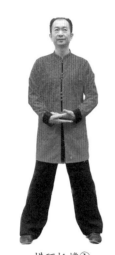

横环托撑①

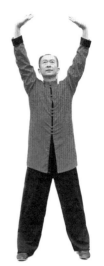

横环托撑②

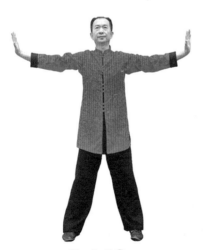

横环托撑③

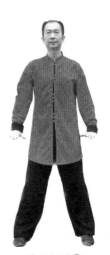

横环托撑④

图 4-6　横环托撑分解动作

7. 浮萍荡漾

动　作　接上式，两脚开立，比肩稍宽，两手复掌（掌心向下），目视前方。两掌经胸前往体侧画弧，右脚往右上方踏一步（图4-7①），右脚同时由内往外画弧，脚底稍离地面（图4-7②）。接上势，两手继续由身体外侧向内画弧，同时，右脚也继续由外转内画弧，还归原位（图4-7③）。手脚的绕环是同时完成的，其动作要缓慢均匀。左式同右式，动作相同，方向相反（图4-7④～⑥），左右各重复进行3次。

要　领　脚底轻轻碰地扫成一小环。两手画弧，经胸前时，一掌在上，另一掌居下，交叉打环向外。头部保持正直，目随手脚的动作。支撑腿微屈，以支持身体的平衡。

功　用　活动四肢，宣通肘关节气血。

适应证　肘关节不适。

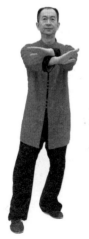 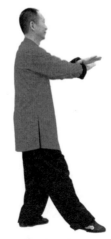 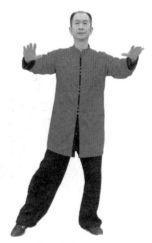

浮萍荡漾①右式　　浮萍荡漾①右式（侧）　　浮萍荡漾②右式

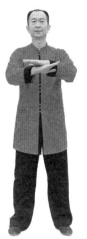

浮萍荡漾③

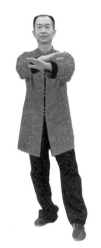

浮萍荡漾④左式

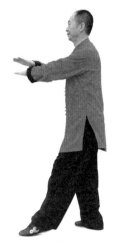

浮萍荡漾④左式（侧）

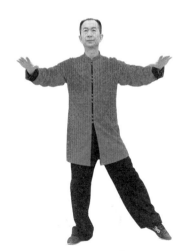

浮萍荡漾⑤左式

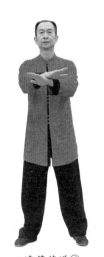

浮萍荡漾⑥

图4-7　浮萍荡漾分解动作

8. 左右劈手

动　作　接上式，两脚平行分开，比肩稍宽，成高马步，头颈正直，眼前视，右手在下，左手在上，两掌相对距离约两拳，距胸前也约两拳，上手高与胸平，左右两臂屈肘，横置胸前（图4-8①）。双手渐渐偏上向左画弧，左手直臂在前，右臂稍屈肘在后，目视前手（图4-8②），两膝随腰配合手的动作，略偏前旋转向左，双膝微屈。此为左式，右式动作同左式，左右手相换掌，方向相反，左右交替，重复4次（图4-8③～④）。

要　领　劲在小指侧，腕关节要灵活，翻掌劈手时，都要圆活柔软，旋膝转腰等需协同一致。

功　用　疏通四肢气血，舒筋活络。

适应证　肘关节屈伸不利。

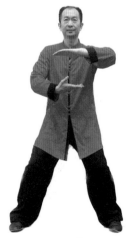
左右劈手①左式

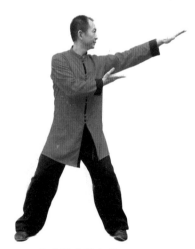
左右劈手②左式

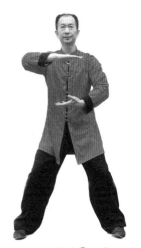
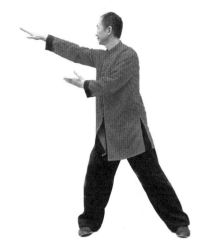

左右劈手③右式　　　　　　　　　左右劈手④右式

图 4-8　左右劈手分解动作

9. 乌鸦晾翼

　　动　作　接上式，两脚开立与肩同宽，两臂屈肘反掌附于腰侧，目视前方（图 4-9 ①）。右腿向前跨一大步，脚尖上翘，同时双手偏外向下画弧（图 4-9 ②）。右脚尖踏实，膝盖前屈，左腿蹬直，随后双手由外向内收画弧，掌心向上（图 4-9 ③）。右腿向前伸直，脚尖上翘，后腿屈膝，双手画弧反掌收归腰侧（图 4-9 ④），重复 3 次，然后收回右脚（图 4-9 ⑤）。左式动作同右式，方向相反，也重复 3 次（图 4-9 ⑥~⑨）。最后双手复原置于大腿两侧（图 4-9 ⑩）。

　　要　领　画圈时，腕、肘关节要灵活，意识要在前臂的拇指侧用劲，双手呈弧形，肘向外侧撑开。动作要缓慢协调，屈膝向前时呼气，后退时吸气。

　　功　用　通利经脉。

　　适应证　肘腕关节酸痛。

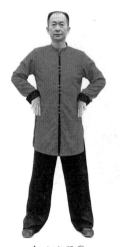

乌鸦晾翼①

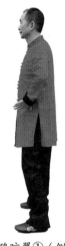

乌鸦晾翼①（侧）

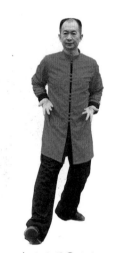

乌鸦晾翼②右式

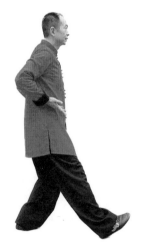

乌鸦晾翼②右式（侧）

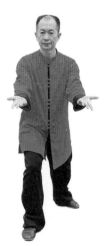

乌鸦晾翼③右式

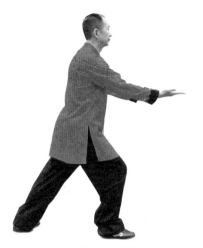

乌鸦晾翼③右式（侧）

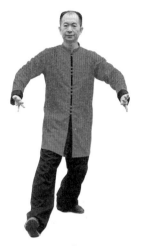

乌鸦晾翼④右式

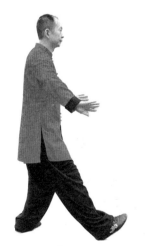

乌鸦晾翼④右式（侧）

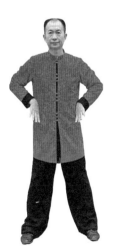

乌鸦晾翼⑤

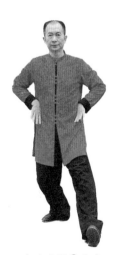

乌鸦晾翼⑥左式

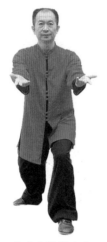
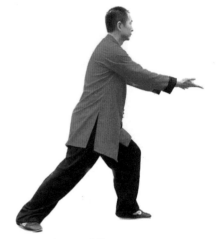

乌鸦晾翼⑦左式　　　　　　　　乌鸦晾翼⑦左式（侧）

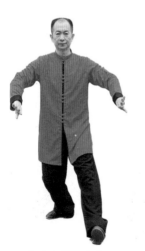
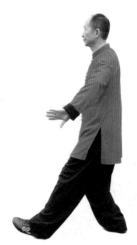

乌鸦晾翼⑧左式　　　　　　　　乌鸦晾翼⑧左式（侧）

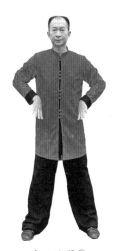 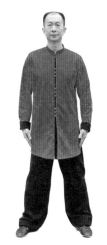

乌鸦晾翼⑨   乌鸦晾翼⑩

图4-9　乌鸦晾翼分解动作

🔟 收势

动　作　接上式，小臂外旋，掌心向上（图4-10①），屈肘，手向头上方画弧，左脚向右脚靠拢，同时吸气；掌心向下，经头前慢慢下落，同时呼气，导气至"涌泉"穴（图4-10②）。提手、落手，重复3遍后，双手相交置于小腹丹田处（图4-10③），男左手在内，女右手在内，意念全身真气沉入气海，不再启动，约3min，恢复直立（图4-10④）。

要　领　病气自上而下入地，收功时意守小腹。

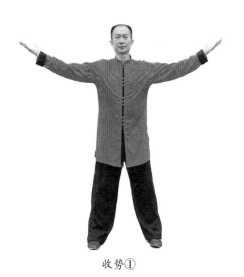
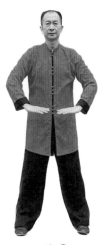

收势① 收势②

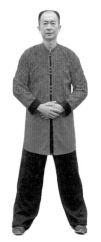
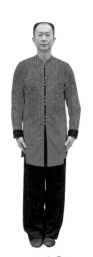

收势③ 收势④

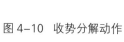

图 4-10 收势分解动作

五、南少林对证练功

南少林功法针对网球肘实施对证治疗，每个证型的功法主要由起势、站桩、动作、收势构成，运动与意念相配，起到对应疗效。练功频率控制在每日 1~2 次，每次的时间根据自身情况而定，达到舒服、微汗、不吃力即可。网球肘的发作期建议患者减少运动，练习坐功和卧功，即躺着或者坐着，并且用正念想象"消炎止痛、活血化瘀"等功效。另外，缓解期、康复期患者对证练功如下。

1. 风寒阻络型

（1）韦陀献杵

动　作　立正姿势（图 5-1 ①），左脚横跨一步，与肩同宽（图 5-1 ②）。双手握拳提至两侧腰部（图 5-1 ③），左手提掌绕弧，右手握拳（图 5-1 ④～⑤），左掌覆盖于右拳上（图 5-1 ⑥），双手从腰间向前推出，掌尖与鼻头同高，两臂微屈（图 5-1 ⑦），而后两臂缓缓落于体侧，重复 3 次。

要　领　眼随左手抬起，落于右拳，拳向前推出后，眼看远处。起手时吸气，拳推出时呼气。

功　用　调心安神。

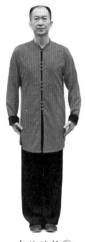

韦陀献杵①

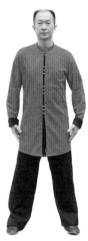

韦陀献杵②

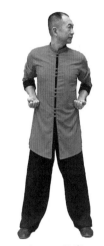

韦陀献杵③

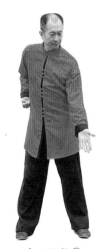

韦陀献杵④

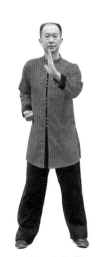

韦陀献杵⑤

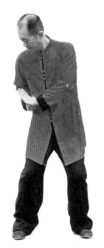 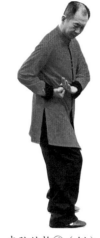 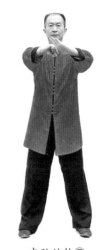

韦陀献杵⑥　　　　　韦陀献杵⑥（侧）　　　　　韦陀献杵⑦

图 5-1　韦陀献杵分解动作

（2）撑拔桩

动　作　接上式，两脚分开站立，与肩同宽。两手环抱胸前，双掌及十指向外撑开，掌心向外，肘弯处应大于 90°。两腿弯曲呈钝角，脚趾抓地，目视前方（图 5-2）。动作持续时间为 5min。

要　领　意念中两手向前撑出，全身上下中正安舒，支撑八面。

功　用　强健周身筋膜，升腾体内阳气，强壮肘部筋骨。

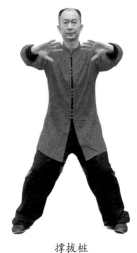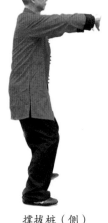

撑拔桩　　　　　　　　　　　　　撑拔桩（侧）

图 5-2　撑拔桩分解动作

（3）白鹤展翼

动　作　接上式，两脚平行站立，与肩同宽，屈肘，双手掌变勾手置于胸前，掌心向内，肘尖下垂（图 5-3 ①）。出左腿伸直膝部，脚尖翘起，脚后跟着地（图 5-3 ②）。双手朝前下方画弧斜落，掌与胸平，肘贴近于胸胁部，左脚尖随手的斜升慢慢踏地，而右脚跟随前脚掌的踩地慢慢提起，身躯随手脚逐渐向前，手由下向外斜朝上画弧，最后双手高与头平（图5-3 ③）。手斜落时，则右脚跟着地，左脚尖翘起，身躯后坐（图5-3 ④）。右式同左（图 5-3 ⑤ ～ ⑦），方向相反，左右各重复 3 次。

要　领　动作向外斜升时要吸气，继向上往内斜落时呼气。勾手的腕部节及肘部要随动作屈伸活动，手指要灵活。

功　用　活动上肢各关节，温通经脉。

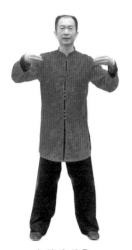

白鹤展翼①

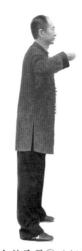

白鹤展翼①（侧）

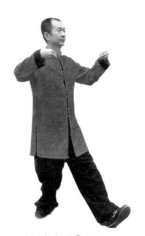

白鹤展翼②左式

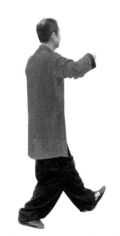

白鹤展翼②左式（侧）

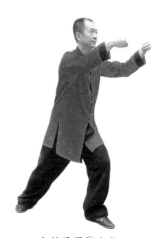

白鹤展翼③左式

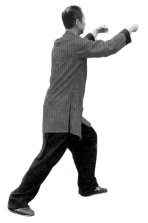

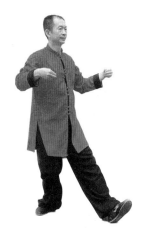

白鹤展翼③左式（侧）

白鹤展翼④左式

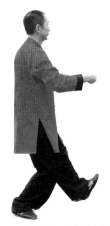

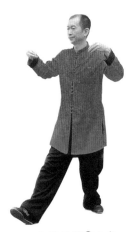

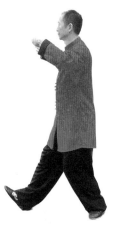

白鹤展翼④左式（侧）

白鹤展翼⑤右式

白鹤展翼⑤右式（侧）

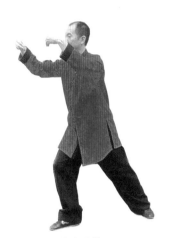

白鹤展翼⑥右式

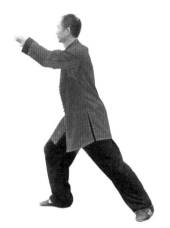

白鹤展翼⑥右式（侧）

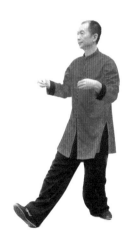

白鹤展翼⑦右式

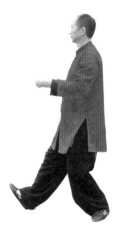

白鹤展翼⑦右式（侧）

图 5-3　白鹤展翼分解动作

（4）气息归元

动　作　接上式，两手由下向外侧往上（图5-4①），两臂经头交叉打圆环，经胸前下落（图5-4②），如此重复3次，当两手到头顶时，双掌重叠，一掌心盖在另一掌背上（图5-4③），而后自头顶经面部往胸腹部，缓缓地伸直手臂，下推至小腹部（图5-4④～⑤），收左脚，双手自然垂于身侧。

要　领　抬手吸气，落手呼气。用意念想象从百会穴把能量纳入体内，从宗脉进入丹田。

功　用　培元固本，调气固气。

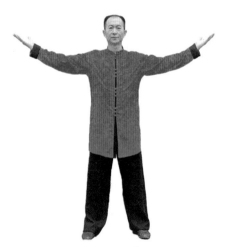

气息归元①

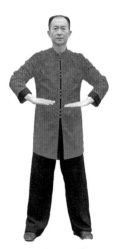

气息归元②

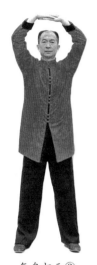

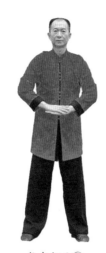

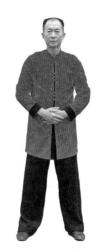

气息归元③　　　　　　　气息归元④　　　　　　　气息归元⑤

图 5-4　气息归元分解动作

2. 湿热内蕴型

（1）韦陀献杵

动　作　立正姿势（图 5-5①），左脚横跨一步，与肩同宽（图 5-5②）。双手握拳提至两侧腰部（图 5-5③），左手提掌绕弧，右手握拳（图 5-5④~⑤），左掌覆盖于右拳上（图5-5⑥），双手从腰间向前推出，掌尖与鼻头同高，两臂微屈（图5-5⑦），而后两臂缓缓落于体侧，重复 3 次。

要　领　眼随左手抬起，落于右拳，拳向前推出后，眼看远处。起手时吸气，拳推出时呼气。

功　用　调心安神。

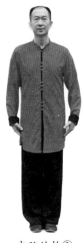

韦陀献杵①

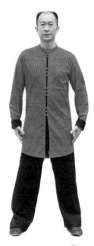

韦陀献杵②

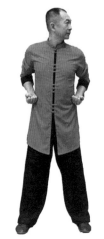

韦陀献杵③

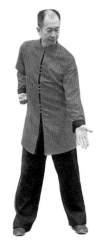

韦陀献杵④

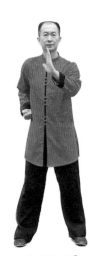

韦陀献杵⑤

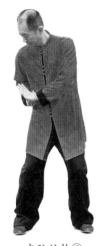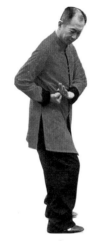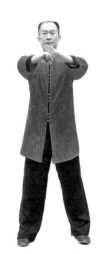

韦陀献杵⑥   韦陀献杵⑥（侧）   韦陀献杵⑦

图 5-5   韦陀献杵分解动作

（2）采气桩

动　作　接上式，两腿略宽于肩，自然开立，两腿微屈，呈高马步站立。两臂松直抬起，掌心向上，与肩同宽，眉心舒展，面带微笑，目光平视（图 5-6）。动作持续时间为 5min。

要　领　自然呼吸，吸气时意想真气通过劳宫穴及全身的毛细孔同时吸入下丹田。

功　用　滋阴补阳，湿热自消，经脉气血畅达，强身健体，祛病延年。

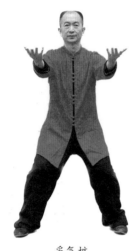 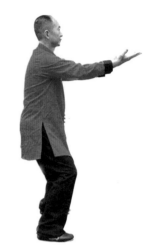

采气桩　　　　　　　　　采气桩（侧）

图 5-6　采气桩分解动作

（3）手按浮球

动　作　接上式，两手掌心向下，置于身体外侧，指尖朝外，两膝微屈（图 5-7 ①）。两手掌往内经胁前画弧向外展（图 5-7 ②），再复于内（图 5-7 ③），如此连续绕平环 3 次，手向内时缓缓吸气，外展时呼气。

要　领　手指要轻微屈伸，腕关节要左右摆动，指尖保持向外，不宜垂腕，要平掌势，意识注于掌心，用意不用力，犹如用手轻按旋转水面浮球的样子。

功　用　疏肝理气，补益脾胃。

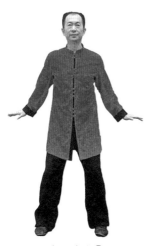
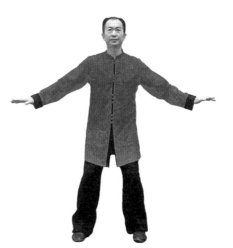

手按浮球①

手按浮球②

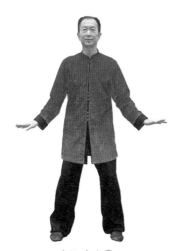
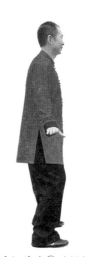

手按浮球③

手按浮球③（侧）

图 5-7　手按浮球分解动作

（4）气息归元

动　作　接上式，两手由下向外侧往上（图5-8①），两臂经头交叉打圆环，经胸前下落（图5-8②），如此重复3次，当两手到头顶时，双掌重叠，一掌心盖在另一掌背上（图5-8③），而后自头顶经面部往胸腹部，缓缓地伸直手臂，下推至小腹部（图5-8④～⑤），收左脚，双手自然垂于身侧。

要　领　抬手吸气，落手呼气。用意念想象从百会穴把能量纳入体内，从宗脉进入丹田。

功　用　培元固本，调气固气。

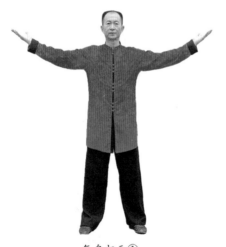

气息归元①

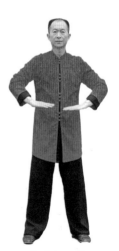

气息归元②

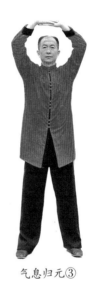

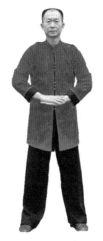

气息归元③　　　　　　气息归元④　　　　　　气息归元⑤

图 5-8　气息归元分解动作

3. 气血亏虚型

（1）韦陀献杵

动　作　立正姿势（图 5-9 ①），左脚横跨一步，与肩同宽（图 5-9 ②）。双手握拳提至两侧腰部（图 5-9 ③），左手提掌绕弧，右手握拳（图 5-9 ④~⑤），左掌覆盖于右拳上（图 5-9 ⑥），双手从腰间向前推出掌尖与鼻头同高，两臂微屈（图 5-9 ⑦），而后两臂缓缓落于体侧，重复 3 次。

要　领　眼随左手抬起，落于右拳，拳向前推出后，眼看远处。起手时吸气，拳推出时呼气。

功　用　调心安神。

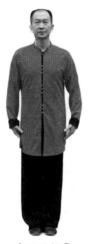
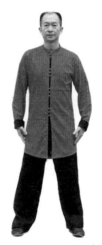
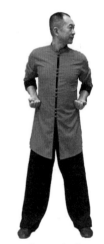

韦陀献杵①　　　　　　韦陀献杵②　　　　　　韦陀献杵③

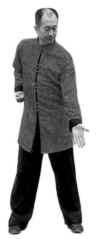
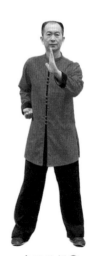

韦陀献杵④　　　　　　韦陀献杵⑤

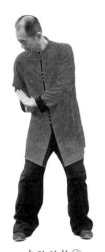 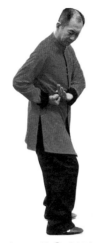 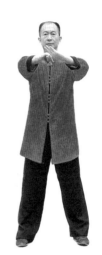

韦陀献杵⑥ 韦陀献杵⑥（侧） 韦陀献杵⑦

图 5-9 韦陀献杵分解动作

（2）合十桩

动　作　接上式，两脚开立，两膝微屈，呈高马步站立。提肛敛臀，松腰坐胯，含胸拔背。双手合掌于胸前，沉肩坠肘（图 5-10）。动作持续时间为 5min。

要　领　两手掌中空，头正项竖，下颌微收，肩井穴与涌泉穴垂直相对。

功　用　提升阳气，补益气血，宁心静气，畅通肘关节经脉。

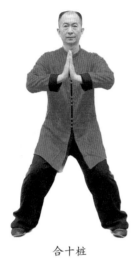 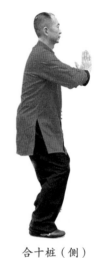

合十桩　　　　　　　　合十桩（侧）

图 5-10　合十桩分解动作

（3）横环托撑

动　作　接上式，两足分开同肩宽，直立。两臂下垂于腹前，腕关节内屈，左手手背置于右手掌心上（图 5-11 ①）。左掌向左，右掌向右，同时往上画弧，缓缓提起，过肩上后，掌朝外翻转，掌心向上，往头顶画弧托起（图 5-11 ②）。两手继续向左右两侧画弧，慢慢下落，坐腕，指尖向上（图 5-11 ③）。继续往下画弧落于髋旁，腕关节背伸，掌心朝下，指尖朝前，成为下按之势（图 5-11 ④），然后翻掌，掌心朝上，回到左手手背置于右手掌心姿势。动作重复 6 次，3 次左手在上，3 次右手在上。

要　领　手掌在头顶托起及左右撑和下按时，腕关节应成90° 角。肩要松，肘要活，但在托、撑、按的位置时，肘要直。

功　用　活动肩、肘、腕等关节，通调气血。

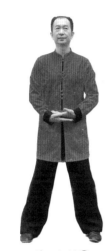

横环托撑①

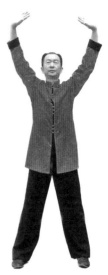

横环托撑②

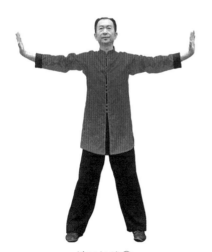

横环托撑③

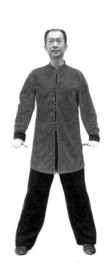

横环托撑④

图 5-11 横环托撑分解动作

（4）气息归元

动　作　接上式，两手由下向外侧往上（图5-12①），两臂经头交叉打圆环，经胸前下落（图5-12②），如此重复3次，当两手到头顶时，双掌重叠，一掌心盖在另一掌背上（图5-12③），而后自头顶经面部往胸腹部，缓缓地伸直手臂，下推至小腹部（图5-12④～⑤），收左脚，双手自然垂于身侧。

要　领　抬手吸气，落手呼气。用意念想象从百会穴把能量纳入体内，从宗脉进入丹田。

功　用　培元固本，调气固气。

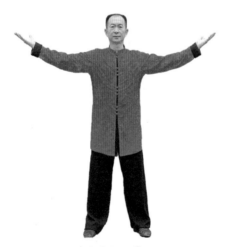

气息归元①

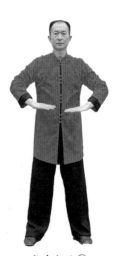

气息归元②

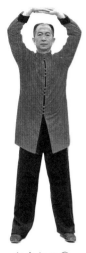
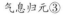
气息归元③

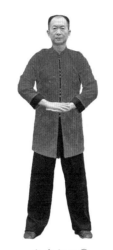
气息归元④

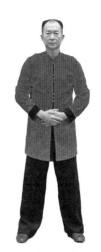
气息归元⑤

图 5-12　气息归元分解动作

六、网球肘常规疗法

网球肘是骨科临床的常见病与多发病，治疗方法有很多，除了具有代表性的南少林功法外，南少林特色中药内服、中药外敷和熏蒸对网球肘的防治同样疗效显著。网球肘发病机制复杂，因而治疗手段尚无统一的标准，目前除上述方法外，还可以用艾灸、温熨、按摩、刮痧、拔罐、电疗等措施进行日常防治。以上方法均须在专业医师指导下使用。

1. 中药内服

中药内服是中药口服后，经消化吸收而发挥治疗作用，是千百年来中医治疗疾病的基本方法。口服中药的传统剂型有汤剂、丸剂、散剂、膏剂等。近年来，随着中成药生产工艺的发展，片剂、冲剂、糖浆剂、口服液等也已广泛应用。内服中药加减运用灵活，对症性强，药物吸收快，疗效显著且风险小。网球肘南少林特色中药内服方如下。

（1）伸筋汤

组　成　伸筋草、桂枝、五加皮、柴胡、当归。

用　法　水煎服，一日 1 剂。

主　治　四肢筋痹。

方　解　伸筋草祛风散寒，除湿消肿，舒筋活络，为君药。桂枝温经通脉；五加皮祛湿健脾，强筋壮骨，为臣药。佐以柴胡疏肝理气，当归补血柔肝。五味药共奏舒筋、柔筋、强筋之功效。

（2）清热退肿汤

组　成　黄连 6g，黄芩 6g，黄柏 6g，知母 9g，生地黄 15g，地骨皮 15g，土鳖虫 9g，灯心草 9g，茯苓 9g，薄荷 3g，甘草 3g。

用　法　水煎服，一日 1 剂，煎 2 次，分上下午服

主　治　筋伤或挫伤后，局部红肿疼痛。

方　解　跌扑损伤后，气滞血瘀，瘀血内留，郁而化热。局部表现为红、肿、热、痛之火毒证候。本方是在"三黄汤"的基础上加减化裁而得，具有清热解毒、利尿退肿、泻火通便等功用，用于三焦实热证。方中黄连泻中焦火热，黄芩泻上焦火热，黄柏泻下焦火热，为君药。生地黄、知母、地骨皮清热凉血，为臣药。佐以土鳖虫性寒入血，破血逐瘀；灯心草、茯苓清热利水消肿；薄荷芳香辛散，疏解风热。甘草调和诸药，为使药，诸药合用，共奏清热退肿之功。

2. 中药外敷

中药外敷常见有中药散剂、中药水剂、中药膏剂、中药膜剂4种剂型。古人有云："外治之药亦即内治之药，所异者法耳"。中药外敷可通过药物经皮肤渗透与吸收，随血液运行到达病所直接发挥作用，也可通过药物不断刺激皮肤或穴位间接发挥作用。常用外敷中药具有温经散寒、通经活络、祛湿止痛等功效。网球肘南少林特色中药外敷方如下。

（1）宽筋散

组　成　羌活30g，防风30g，川续断30g，桂枝12g，当归15g，莪术10g，细辛9g，白芥子10g。

用　法　共研粉末，蜜与茶水调成糊状，每日敷1次，每次8h。外敷后若局部出现皮疹、瘙痒等症状，可停药数日后再用。配合小针刀治疗可缩短疗程。

主　治　肱骨外上髁炎、创伤性关节炎。

方　解　网球肘常因劳伤肌膜、筋节，风痰入络，痹阻不畅而致。治宜祛风和血，通络止痛。方中羌活、防风、川续断祛风化湿，为君药；桂枝、当归、莪术破血和血，温经通络，为臣药；佐以白芥子除风痰，细辛通络止痛。诸药合用，集祛风、破瘀、除痰、通络于一炉，外用敷贴，直达病所。

（2）热盐敷

热盐敷是一种纯天然的外敷治疗方法，无不良反应，适合各种人群。粗盐加热后保温性、渗透性强，能把热能渗透进体内，从而加速血液循环、消炎止痛，还可作为药引可引诸药下行。具体操作方法为：取粗盐炒热外敷患处，或粗盐加药物一起炒热使用。热敷时一定要掌握尺度，避免烫伤；使用过的盐袋，可以放置在通风干燥的地方，防止出现受潮或变成硬块而影响下次使用。

3. 熏蒸

熏蒸具有舒筋活络、益气化瘀、滋补元气等功效，在热气的作用下会促进血管扩张，改善患处的血液循环，使药物直接在病灶部位发挥作用，在缓解患者疼痛、增强抗寒能力及改善肘关节功能障碍方面效果十分显著。除此之外，药物经皮肤渗入筋肉、经脉，通过药物及温热的双重机制发挥作用，改善患处的肌肉痉挛状态，松解组织粘连的现象，从而达到治疗目的。网球肘南少林特色熏蒸方如下。

痹痛洗剂

组　成　肿节风 10g，忍冬藤 10g，海风藤 10g，络石藤 10g，松节 15g，榕树须 15g，桑寄生 15g，生川乌、生草乌各 3g，当归尾 20g，桑枝、桂枝各 12g。

用　法　加水 1.5~2L，煎汤熏洗患部，每日 1~2 次，每次 20~30min。

主　治　各种痹证。

方　解　风寒湿邪侵袭人体，气血闭阻不通，肢节肿痛，屈伸受限，宜祛风除湿、止痛通痹。本方用肿节风、忍冬藤、海风藤、络石藤、榕树须、松节、桑寄生祛风胜湿，通络止痛；生川乌、生草乌祛风散寒，温经止痛；当归尾活血化瘀，消肿止痛；桑枝、桂枝为上肢引经药，使药性直达病所。全方具有疏通经络、除痹止痛、通利关节之功效。

4. 艾灸

艾灸通过艾叶燃烧时产生的温度及独特的红外线辐射产生治疗效果。除此之外，艾叶燃烧产生的抗氧化物质附着在穴位处皮肤上，能够在灸区形成高浓药区，通过腧穴的循经感传，并在热力的作用下渗透达到组织深部，发挥温通经络，宣通气血等功效。

根据患者网球肘的疼痛部位，可以配合选用手三里、曲池、臂臑、尺泽、肩井、合谷、阿是穴等具有特定疗效的腧穴部位。选取以上穴位配合牵拉拮抗运动可舒筋理气、活血解痉、抗炎消肿，从而恢复肌腱损伤。

5. 温熨

温熨疗法是传统砭石疗法（砭术）之一。古人发现用烤热的石头放在患处按摩可以减轻疼痛，这是最早的温熨疗法。温熨具有养筋荣脉、逐寒祛湿、行气活血通络等功效。与将砭石放在热水浸泡加热等方式不同，电热砭石仪具有方便控制温度、不易烫伤等优点，可有效改善局部血液循环，缓解慢性炎症。具体操作是将电热砭石仪放置于身体的疼痛部位恒温加热，可同时对经络穴位实施砭石手法操作，如刮、拍、点、摩、擦。

6. 按摩

按摩通过特定的手法或技巧在人体特定的穴位或部位进行按压，平衡肌肉组织，调节炎症状态，具有改善局部血液循环、缓解疼痛、增强肌力等功效。其安全性高，适合在家操作。网球肘按摩也可选取手三里、曲池、臂臑、尺泽、肩井、合谷、阿是穴等具有特定疗效的腧穴部位。

7. 刮痧

刮痧可促使局部体表温度上升，扩张血管，改善血液循环，促进炎性物质渗出与吸收，从而改善经络气血瘀滞状态，松解组织粘连，提高关节活动度。因此刮痧具有行气活血、疏通经络、祛邪排毒等功效。

刮痧的具体操作：蘸取一定介质（植物油、药油、凡士林等），手握刮痧板（牛角、玉石、砭石、铜钱、瓷汤勺等）在体表特定部位反复刮动、摩擦，手法宜先轻、慢，待适应后再加重、加快；方向宜单向、循经络刮拭（背部督脉和足太阳膀胱经为先），遇痛点（局部阿是穴）、穴位时重点刮拭，以出痧为度。刮痧后饮用温开水，以助机体排毒祛邪；出痧后30min内忌洗冷水澡，夏季出痧部位忌风扇或空调直吹，冬季应注意保暖。

8. 拔罐

拔罐过程中罐内形成的负压条件，可使局部毛细血管迅速扩张充血，甚至破裂出血，随即产生类组胺物质，刺激组织器官功能活力增强，改善血运及新陈代谢，提高机体抵抗力。因此拔罐具有通经活络、行气活血、消肿止痛、祛风散寒等功效。

目前拔罐常用的罐具种类较多，有竹罐、玻璃罐、抽气罐等。抽气罐利用机械抽气原理使罐体内形成负压，罐体吸附于选定的部位。其操作简便、价格低廉、安全系数高，普遍用于个人和家庭的自我医疗保健，是目前较普及的新型拔罐器。玻璃罐使用时应用镊子夹酒精棉球点燃，在罐内绕一圈抽出，而后迅速将罐罩在选定的部位上，即可吸住。使用玻璃罐时切忌火烧罐口，以免烫伤皮肤。拔罐时留罐时间不宜超过 20min，以免损伤皮肤。拔罐常配合走罐、闪罐、刺络拔罐及留针拔罐等方法使用。刮痧与拔罐联合实施，可发挥协同作用。

9. 电疗

随着科技的发展，各种电子理疗仪"飞入寻常百姓家"。电子理疗仪利用恒定电流持续兴奋肌肉组织，引起骨骼肌肉收缩，促进局部血液循环和淋巴回流，从而锻炼肌肉，防止肌肉萎缩；除此之外，还可以提高平滑肌肌张力，改善患者疼痛症状，具有活血化瘀、舒筋活络等功效。电疗的具体操作：患者可取坐位或卧位，患侧肘关节屈曲及前臂旋前，定位肱骨外上髁压痛点及前臂背侧痛点，标记疼痛位置，以此为治疗区域，进行冲击波治疗。治疗时首先进行低频脉冲电流冲击，兴奋神经肌肉组织，然后再进行中频脉冲电流冲击，改善局部血液循环。冲击波治疗频率、能级等参数需根据患者耐受力及病情程度进行调整，每次持续 20~30min。治疗时应注意局部的防寒保暖，以免加重病情。

七、网球肘日常保健

肱骨外上髁是前臂腕伸肌的起点，由于肘、腕关节的频繁活动，长期劳累，使腕伸肌的起点反复受到牵拉刺激，引起部分撕裂和慢性炎症，出现局部滑膜增厚和滑囊炎等病理改变。多见于从事前臂及腕部活动强度较大的劳作者，如砖瓦工、木工、网球运动员及家庭妇女等。因此，特殊人群应该时刻注意肘部的日常保健。

1. 饮食调理

多从食物中摄取微量元素锌、铁、锰等，如动物肝脏、海产品、蘑菇、鸡蛋、青菜、乳酪等。少食辛辣刺激、油腻煎炸食物，戒烟限酒，不过量饮茶。因为这些不良习惯会影响钙、铁的吸收，延缓病情的恢复。

2. 起居调理

早期注意休息，避免肘部受寒、过度疲劳，尽量少做伸腕运动。在痛点处可用健侧拇指点压的手法按摩，来缓解肌肉痉挛，舒筋活血。按摩切忌粗暴强拉，以免造成二次损伤。

3. 减轻负荷

肱骨外上髁炎是由于频繁地前臂旋前和伸腕活动，腕伸肌的起点反复受到牵拉刺激而引起，因此平时要注意不要使肘部过度用力、过度劳累，在搬运东西等劳作时，可以选用适当的省力工具，如手推车等。腕部不要频繁做屈伸的动作，不要用力过猛、过久。

4. 适当制动

疼痛发作期应减少活动，必要时可选择三角巾悬吊等做适当固定，待疼痛明显缓解后应及时解除固定，并逐渐开始肘关节功能活动，但要避免使伸肌总腱受到明显牵拉。

5. 运动保健

肱骨外上髁炎急性发作期间，不适合局部锻炼；在症状缓解期，适当的锻炼是必要的。日常劳作前应注意功能锻炼准备，加强手臂及手的力量练习和柔韧练习。练习时应注意运动的强度要合理，不可使手臂过度疲劳。平时电脑打字、料理家务疲劳时可做手臂和手腕的内旋、外旋、背伸活动来放松，使肌肉更加柔软不僵硬，保证手臂肌肉与收缩的协调性，防止"网球肘"的发生。

6. 及时就医

肱骨外上髁炎初时的症状并不明显，随着病情的加重会逐渐显现，严重者可导致活动受限，疼痛持续，关节僵硬。因此患者觉察不适应及时就诊，以免错过最佳时机。

八、附图

1. 肘关节解剖图

（1）前臂肌肉解剖示意图（图 8-1）。

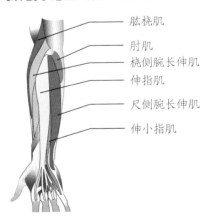

肱桡肌
肘肌
桡侧腕长伸肌
伸指肌
尺侧腕长伸肌
伸小指肌

图 8-1　前臂肌肉解剖示意图

（2）网球肘示意图（图8-2）。

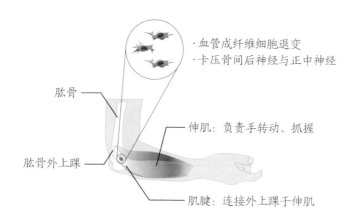

·血管成纤维细胞退变
·卡压骨间后神经与正中神经

肱骨

伸肌：负责手转动、抓握

肱骨外上踝

肌腱：连接外上踝于伸肌

图8-2　网球肘示意图

2. 常用穴位图

（1）**手三里**　手臂前伸，阳溪与曲池的连线上，肘横纹下2寸处，即为本穴（图8-3）。

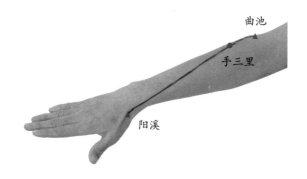

曲池

手三里

阳溪

图8-3　手三里穴位置图

（2）阳溪　手掌侧放，拇指伸直向上翘起，腕背桡侧有一凹陷，俗称"鼻烟窝"处，即为本穴（图8-4）。

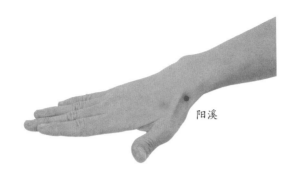

图8-4　阳溪穴位置图

（3）曲池　抬臂屈肘，手臂拇指一侧对胸，肘横纹桡侧端与肘横纹外侧骨突连线的中点，即为本穴（图8-5）。

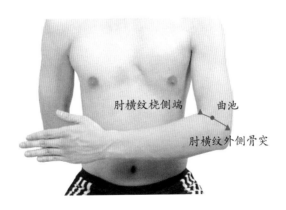

图8-5　曲池穴位置图

（4）尺泽　在肘横纹中，肱二头肌腱桡侧，用拇指下按有一凹陷处，即为本穴（图8-6）。

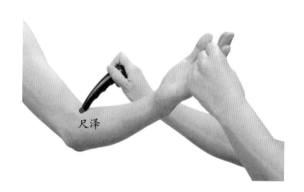

图 8-6　尺泽穴位置图

（5）臂臑　在臂外侧，三角肌止点处，曲池与肩髃连线上，曲池上 7 寸处，即为本穴（图8-7）。

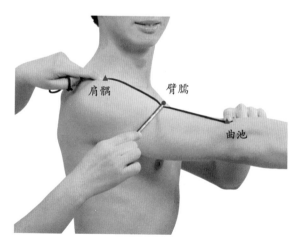

图 8-7　臂臑穴位置图

（6）肩髃　正坐，屈肘抬臂与肩同高，肩部出现两个凹陷，当肩峰前下方凹陷处，即为本穴（图8-8）。

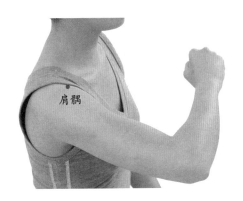

图8-8　肩髃穴位置图

（7）肩井　大椎穴与锁骨肩峰端连线的中点处，即为本穴（图8-9）。

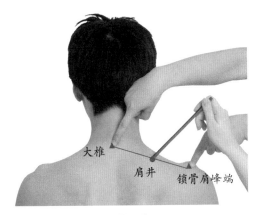

图8-9　肩井穴位置图

（8）**大椎** 坐位，低头，在后正中线上，颈背交界最高骨突（第7颈椎棘突）下方凹陷处，即为本穴（图8-10）。

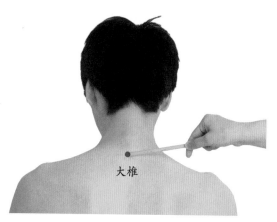

图8-10 大椎穴位置图

（9）**合谷** 一手拇指弯曲，另一手虎口张开，弯曲的拇指指间关节卡在另一手张开的虎口处自然下落，拇指尖处即为本穴（图8-11）。

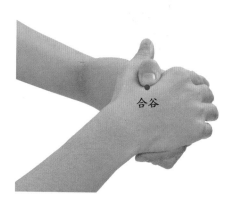

图8-11 合谷穴位置图

南少林骨伤流派传承工作室

南少林骨伤功法探秘

老寒腿防治

吴广文　鄢行辉　吴国天 ◎ 主编

海峡出版发行集团
THE STRAITS PUBLISHING & DISTRIBUTING GROUP

福建科学技术出版社
FUJIAN SCIENCE & TECHNOLOGY PUBLISHING HOUSE

编 委 会

序

南少林系唐初嵩山少林寺"勇救唐王"十三棍僧之一的智空大师入闽建立的。武僧经常受伤，必须具备防伤治伤技能。南少林在传承过程中集"禅""医""武"之大成。2012年12月"南少林骨伤流派"列入第一批全国中医学术流派传承工作室建设项目。

《南少林骨伤功法探秘》系作者多年从事南少林骨伤医疗与武术教学的经验总结。该书包括颈椎病、肩周炎、腰椎间盘突出症、网球肘、老寒腿防治五个部分。颈椎病、肩周炎、腰椎间盘突出症、网球肘、老寒腿（膝骨关节炎）均为骨伤科常见病、多发病，采用南少林手法、练功及中医药内服外治综合治疗，疗效良好。其中南少林手法既符合中医骨伤科"动静结合""筋骨并重""内外兼治""医患合作"的治疗原则，又融汇南少林骨伤流派"医武贯通""动作贯通""气息贯通"的特色，临证可达到"手随心转，法从手出"的境界。

该书在展现南少林骨伤特色疗法的同时，针对现代生活的特点和需要，突出南少林骨伤练功法的养生保健功能，为读者提供了一套简便易学的骨伤治疗与养生方法，既可有效解除患者疾苦，又有益于大众身心健康。

《南少林骨伤功法探秘》付梓之际，作者嘱余写序。余拜读该书后，深感其内容遵循"禅""医""武"结合的南少林骨伤流派学术思想，且通俗易懂，图文并茂，易学易用，对读者多有裨益，故乐为之序。

王和鸣

2023 年 8 月

目 录

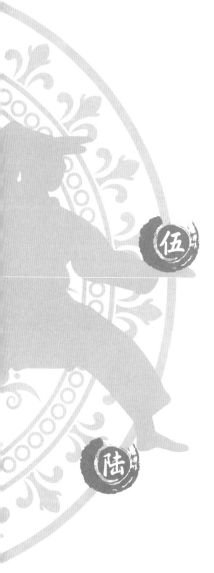

一、老寒腿概述

1. 老寒腿是什么

您是否有在寒冷天气或者阴雨天时，感觉有股凉风往膝盖里钻？上下楼梯和蹲下起立的时候感觉膝盖"咔咔"响，甚至疼痛难忍？如果有以上情况，那您很有可能得"老寒腿"了。那到底什么是"老寒腿"呢？

"老寒腿"是民间的说法，实际上就是"膝骨关节炎"。因为膝关节软骨发生退行性改变，使关节周围的韧带松弛，关节滑膜萎缩或增生，分泌的滑液减少或增加，进而引起关节活动不便、肿胀、疼痛等症状，也是造成身体残疾的主要原因，可引发一系列的家庭问题和社会问题，影响患者的生活和工作，给患者的家庭和社会带来巨大的经济负担。

老寒腿仅是老年人和受凉后才会得的病吗？老寒腿的发病与多种因素密切相关，近几年呈现出年轻化的趋势，即使是年轻人忽视对膝关节的保养仍旧会得老寒腿。重视老寒腿的发病原因，避开只有"老"和"寒"的误区，远离老寒腿，且行且珍"膝"。

2. 中医对老寒腿的认识

中医古籍中并无"老寒腿"的病名记载，但根据老寒腿临床症状可将其归属"痹症"范畴。《黄帝内经》记载："风雨寒热，不得虚，邪不能独伤人。"《素问·痹论》云："风寒湿三气杂至，合而为痹。"因而正气亏虚是该病发生的根本原因，主要致病因素为风、寒、湿邪侵袭导致气血不通则痛。

（1）内因 《素问·刺法论》载："正气存内，邪不可干。"中医认为正气的强弱是决定发病的基础。正气亏虚难以抵御外邪侵入人体，可导致老寒腿的发生，因此正气亏虚为老寒腿发病的内在原因。人体老龄化所导致的脏器功能下降以及免疫力低下，都是正气亏虚的表现。女子以肝为先天，男子以肾为先天，因此肝肾不足为正气亏虚的基础。《卫生宝鉴》提到："老年腰膝久痛，牵引少腹，两足不堪步履，奇经之脉，隶属于肝肾为多。"随年龄的增大，肝肾日渐衰惫，对骨骼关节的营养滋润减少，长期超负荷负重，骨骼进而变形，则出现关节疼痛，甚至出现活动障碍。有调查发现，年龄越大，老寒腿发病率越高，符合肾虚的年龄分布。补肝肾、强筋骨对于治疗老寒腿有一定疗效。此外脾虚、阳虚寒凝、瘀血等都是正气亏虚的病理表现，与老寒腿的发生密切相关。脾失健运会导致肌肉筋骨失养，使肌肉萎软，膝关节屈伸无力，严重时可出现肌肉萎缩。阳虚寒凝会使人感到膝关节僵硬冷痛。无形瘀血堆积导致气血淤堵于骨骼关节，则可造成不通则痛。

（2）外因 当因肝肾不足导致正气亏虚的状态时，人体易受外来风寒湿邪入侵，使邪气停滞于筋骨关节，经络气血运行不畅，从而形成痹症。而风寒湿邪具有不同的特点，不同的邪气引起膝骨关节炎的临床表现不同，对证治疗才能事半功倍。风邪具有起病快、变化快、位置不固定等特点。夏季如果长时间吹空调，你是否会觉得有股风往膝关节里吹，疼痛有时在关节左边，有时在关节右边？这些症状符合风邪的致病特点。寒邪具有收引的特点，当人体受寒时，会出现关节拘紧，积寒日久会使筋脉肌肉持续收缩，关节难以屈伸，活动不利。肌肉的收缩痉挛导致气血运行不畅，不通则出现疼痛难忍的情况。湿邪极易阻滞气机，导致疼痛，在阴雨潮湿的天气，痹证患者更容易感觉膝关节疼痛，且湿性重浊黏滞，易使疾病迁延、难以治愈，这些都符合痹证慢性反复性发作的特点。

3. 西医对老寒腿的认识

老寒腿在西医领域指的是膝骨关节炎。膝骨关节炎作为最常见的骨关节炎，其具体发病机制尚不明确，病理过程复杂。当前膝骨关节炎已被证实与年龄、损伤、肥胖和雌激素缺乏等多种因素有关。

（1）年龄　俗话说："人老膝先衰。"在骨关节炎的指南中指出，膝骨关节炎在55~64岁人群中的发病率达到了40%，且女性发病率高于男性。膝关节在15~30岁时为发育的最佳阶段，而关节软骨在中年时期开始出现轻度磨损，在过度运动或者感觉劳累时容易引起膝关节不适。50岁以后，关节间隙逐渐变窄，关节软骨磨损逐渐严重，活动时出现膝关节疼痛，甚至出现骨关节炎。关节老化随着年龄增长而加重，因此年龄的增长被认为是膝骨关节炎最重要的致病因素。

（2）关节损伤　虽然老年人是膝骨关节炎的易患人群，但研究发现，40岁以下人群膝骨关节炎发病率达5%。这意味着膝骨关节炎的发病率呈"年轻化"趋势。年轻人发病多涉及职业因素、剧烈运动以及不良的生活习惯等原因造成膝关节损伤。膝关节是人体最大的承重关节，在走路爬楼梯时膝关节承受着负荷，而剧烈运动使关节不断摩擦，导致关节软骨磨损剥落，当关节自我修复的速度赶不上损伤的速度就容易导致骨关节炎的发生。运动虽是好事，但过度运动的效果只会适得其反，老寒腿不只是老年人的"专利"，年轻人也应注意保护自己的膝关节，合理运动，防止膝关节提前"退休"。

（3）肥胖 一方面，随着身体体重指数（BMI）的增加，膝关节所要承受的压力负荷也会随之增加，从而加速了关节软骨的退行性改变；另一方面，肥胖患者体内激素代谢的异常导致软骨代谢功能失调，增加了膝骨关节炎的患病风险。大多数肥胖病人呈现膝内翻畸形，这样负荷就集中到膝关节的软骨上，这也是导致膝骨关节炎发病的原因之一。据调查，对于平均体重的女性，体重减轻5kg，膝骨关节炎的概率可减低50%，因此减重对于预防膝骨关节炎的发生具有重要作用。

（4）雌激素缺乏 有学者提出雌激素可能在骨关节炎中起作用，他们将"绝经期骨关节炎"描述为月经停止后发生的骨关节炎，雌激素缺乏可能是膝骨关节炎发病的主要原因之一。目前已经证实，包括人在内许多动物关节软骨细胞和生长板软骨细胞上都存在雌激素受体（α、β），这充分说明关节软骨是雌激素的靶组织。研究表明，目前雌激素服用者较未服用者的膝骨关节炎发生风险低，这为临床治疗膝骨关节炎提供新的治疗思路。

（5）营养缺乏 据报道，血液中活性维生素D（25–羟基维生素D）浓度较低的人群较浓度较高的人群发生进展性膝骨关节炎的危险大幅度增加。维生素D可延缓软骨细胞衰老，发挥抗膝骨关节炎的作用。维生素K_2和维生素D_3能改善骨营养代谢，并促进成骨作用，从而改善膝关节疼痛症状和活动能力。另有研究表明，维生素C的缺乏也是膝骨关节炎发生的危险因素。如果维生素C的摄入低于正常的1/3，引起膝骨关节炎和关节疼痛的风险性比高摄入者增加了3倍。因此日常生活中注意补充维生素，饮食营养搭配均衡，对于膝骨关节炎的发生发展能起到预防作用。

二、老寒腿诊断

老寒腿就是我们通常所说的"膝骨关节炎"，是中老年朋友非常常见的一种病，因此病在寒冷的季节会加重，因此老百姓又称之为"老寒腿"。中医、西医各自有不同的诊断标准。中医认为，本病为本虚标实之病，随着机体的衰老，脏腑生理机能减退是人体筋骨关节渐衰的根本原因，风寒湿三邪侵袭人体是导致本病发生的重要因素，临床以症状为主对老寒腿做出诊断。西医以症状、体征、影像学检查、实验室检查等，结合患者病史对膝骨关节炎做出诊断。

1. 中医诊断

不管您属于哪个年龄段，如果您突然或逐渐出现膝关节疼痛、酸楚、麻木、重着、屈伸不利及活动障碍，那么您就可能患了老寒腿。当然，不同的年龄发病的类型可能不同。有些人会出现膝关节疼痛或游走不定，恶风寒；或痛剧，遇寒则甚，得热则缓；或重着而痛，四肢沉重，活动不灵，肌肤麻木不仁；或膝关节疼痛，痛处焮红灼热，筋脉拘急；或膝关节剧痛，肿大，僵硬，变形；或绵绵而痛，麻木尤甚，伴心悸、乏力。

2. 西医诊断

中华医学会骨科学分会 2018 年版《骨关节炎诊治指南》中的膝骨关节炎诊断标准：①近 1 月来反复的膝关节疼痛；

②X线片（站立或负重位）示关节间隙变窄、软骨下骨硬化和/或囊性变、关节边缘骨赘形成；③年龄≥50岁；④晨僵时间≤30min；⑤活动时有骨摩擦音（感）。综合临床、实验室及X线检查，如果您满足诊断标准第①+②条或①+④+⑤条或①+③+④+⑤条，那么您就患了老寒腿。

三、老寒腿临床分期与分型

人到了一定的年龄，人体的各个器官都会出现退行性改变，关节软骨也不例外，关节软骨会变薄、软化、失去弹性，甚至碎裂，软骨下的骨质及边缘增生并形成骨赘。老寒腿主要表现为关节软骨退行性改变和关节边缘继发性骨质增生，中老年人尤其是女性比较多见。视觉模拟评分法（visual analogue scale，VAS）是疼痛量化评估工具，临床上根据患者膝关节的疼痛程度进行评估，依据VAS评分结果将其分为发作期、缓解期、康复期3期。中医辨证将其分为气滞血瘀型、湿热痹阻型、寒湿痹阻型、肝肾亏虚型、气血虚弱型和阳虚寒凝型。

1. 临床分期

（1）**发作期** 膝关节重度疼痛（VAS评分＞7分），或疼痛呈持续性，疼痛重者难以入眠；膝关节肿胀，功能障碍，跛行甚至不能行走。

（2）**缓解期** 膝关节中度疼痛（VAS评分4~7分），劳累或天气变化时疼痛加重，伴酸胀、乏力，膝关节活动受限。

（3）**康复期** 关节轻度疼痛或不适（VAS评分＜4分），腰膝酸软，倦怠乏力，甚或肌萎无力，不耐久行。

视觉模拟评分法（VAS）：受试者可在以下横线上以竖线标记为准，标记目前的疼痛情况。

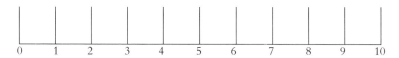

疼痛评分：0分表示无疼痛；＜4分表示有轻微的疼痛；4~7分表示中度疼痛，尚能忍受；＞7分表示强烈的疼痛，难以忍受，影响食欲，影响睡眠。

2. 辨证分型

（1）气滞血瘀型（多见于发作期、缓解期）　关节刺痛或胀痛，休息后疼痛不减轻，关节屈伸活动不自如，常伴面色晦暗，舌质紫暗，或有瘀斑，脉沉涩。

（2）湿热痹阻型（多见于发作期、缓解期）　关节红肿热痛，触摸有灼热感，关节屈伸活动不自如，常伴发热，口渴不欲饮水，烦闷不安，舌质红，苔黄腻，脉濡数或滑数。

（3）寒湿痹阻型（多见于发作期、缓解期）　关节疼痛有沉重感，遇冷疼痛加剧，得温疼痛则减，关节屈伸活动不自如，常伴腰身重痛，舌质淡，苔白腻，脉濡缓。

（4）肝肾亏虚型（多见于缓解期、康复期）　关节隐隐作痛，常伴腰膝酸软无力，劳动后不适感加重，舌质红，少苔，脉沉细无力。

（5）气血虚弱型（多见于缓解期、康复期）　关节酸痛不适，常伴全身倦怠乏力，不能长时间行走，头晕目眩，心悸气短，面色少华，舌淡，苔薄白，脉细弱。

（6）阳虚寒凝型（多见于缓解期、康复期）　关节疼痛，屈伸活动不自如，遇寒疼痛加重，遇热疼痛减轻，白天轻夜间重，常伴四肢寒冷，舌质淡，苔白，脉沉细缓。

四、南少林护膝八式 ——

　　南少林护膝八式是从南少林武医练功法中提炼而形成的，是一种内外功相兼、动静结合的功法，即内练"精、气、神"，外练"筋、骨、皮"，两者结合相得益彰。练习该功法在无病时可以防病强身，有病可以起到治疗作用。对于膝骨关节疾病，通过练习该功法，可以通经活络、舒筋壮骨、搜风定痛、去瘀生新，起到辅助治疗的作用。练功必须循序渐进，持之以恒。只有这样，才能达到更好的效果。

1. 起势

　　动　作　两脚平行分开，与肩同宽，双腿自然直立，两臂自然下垂，两手轻贴于大腿外侧（图4-1①～②）。

　　要　领　排除杂念，宁心静气，气沉丹田。

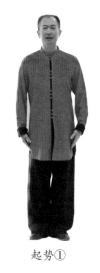 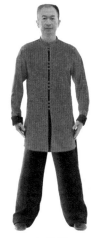

起势①   起势②

图 4-1 起势分解动作

2. 混元一气

动　作　接上式，两脚跟内收立正（图 4-2 ①），两臂交叉放于腹前，双手掌心向内（图 4-2 ②），先做吐纳法，舌尖抵上腭，用鼻先长呼气一口，随后长吸气一口。两臂交叉由胸前往上画弧，同时两脚跟靠紧提起，脚尖立地，双眼看向前方，手心由内侧转到头顶时，逐渐转向外侧（图 4-2 ③），两臂经两侧下落，脚跟随手下落着地（图 4-2 ④）。手上升时吸气，下落时呼气，重复 3 次。

要　领　起功时呼吸要均匀深长，吐纳时要用鼻吸鼻呼，其他动作可以用自然呼吸法，或以呼吸与动作配合。

功　用　吐故纳新，改善气血循环，促进新陈代谢。

适应证　全身气血不畅，关节疼痛。

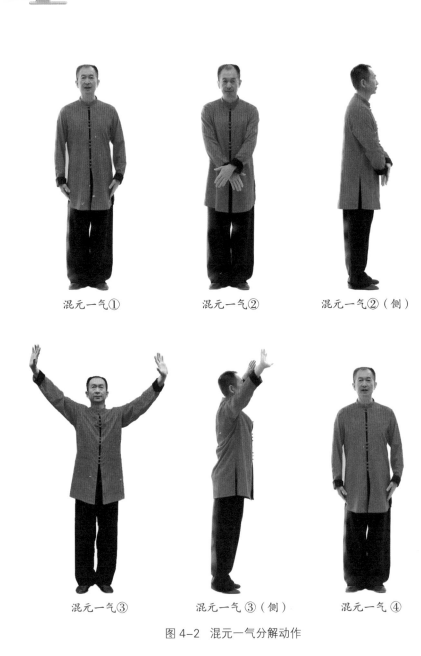

混元一气①　　　　　　混元一气②　　　　　　混元一气②（侧）

混元一气③　　　　　　混元一气③（侧）　　　　　混元一气④

图 4-2　混元一气分解动作

3. 童子献蹄

动　作　接上式，立正，右手上举于头右侧，左手手掌朝前置于髋左侧，右腿屈膝，向外侧上踢，同时右手掌由上往外画弧，下拍右脚外侧，左手上举于左头侧，头转向右侧，眼看向下方并拍脚（图4-3①）。放下右脚，右手由下经胸前画弧上举在头的右侧，同时左手往外侧画弧，下拍向上踢的左脚外侧（图4-3②）。如此右脚对右手，左脚对左手，连环拍打共6次（左右各3次），还原立正势。

要　领　手的上举和下拍，动作要协调，以一手为主，下拍时呼气，上举时吸气。

功　用　疏通气血，交通心肾。

适应证　膝、踝等关节酸痛。

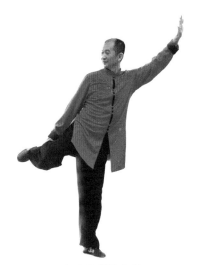 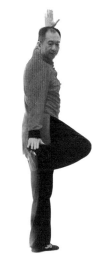

童子献蹄①右式　　　　　　　　　童子献蹄①右式（侧）

11

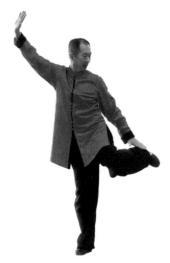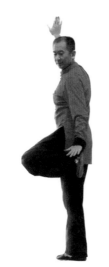

童子献蹄②左式　　　　　　　　童子献蹄②左式（侧）

图4-3　童子献蹄分解动作

4. 双盘踢毽

动　作　接上式，立正姿势，左手先由体侧举起，经头部向胸前下落，轻拍屈膝向左上踢的右脚内侧，在左手下拍的同时，右手由体侧向上画弧，举于头上（图4-4①），此为左式。右手经头部向胸前下落，轻拍屈膝向右上踢的左脚内侧，在右手下拍的同时，左手由体侧向上画弧，举于头上（图4-4②），此为右式。两腿交替，轮换上踢，左右各3次。

要　领　手由胸前画弧下落，经体侧画弧上举，绕成一个椭圆环，左右手下拍时，头转向侧面，双眼看向下拍的手。

功　用　通督脉，强壮脊柱。

适应证　膝、踝等关节酸痛。

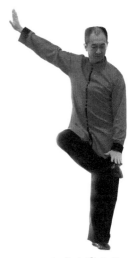

双盘踢毽①左式

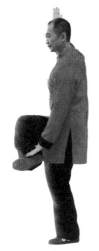

双盘踢毽①左式（侧）

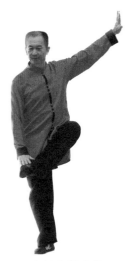

双盘踢毽②右式

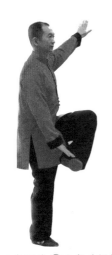

双盘踢毽②右式（侧）

图4-4　双盘踢毽分解动作

5. 双手推车

动　作　接上式，立正姿势，两臂缓缓屈肘，双手手背上提，垂腕，同时左腿屈膝提起，脚尖垂直向下绷直（图4-5①）。屈肘垂腕的手内收，由胸经腹前往下画弧，指尖缓缓朝上成正立掌势（力在掌根）。同时，左脚尖随手动作缓缓抬起，再向左前下方画弧蹬出，膝盖要挺直（图4-5②）。屈膝提腿，脚尖先朝上往内画弧，而后脚背缓缓绷直，手也由下往上画弧，缓缓垂腕屈肘，还原上势（图4-5③），连续提膝绕环3次（脚离地）。然后换右腿做相同的动作（图4-5④~⑤），重复3次。

要　领　提膝打环时，如果身体不能保持平衡，站立的腿可稍弯曲，但是膝盖和脚尖要对准两肩膀的中间，以达到平衡。手脚上升时吸气，下落时呼气。

功　用　增强体力，引血下行，湿热自除。

适应证　膝、踝关节不适。

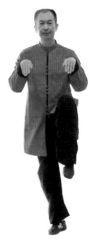 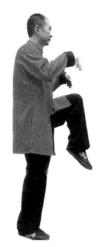 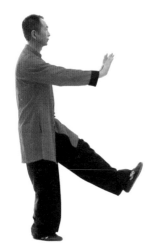

双手推车①左式　　双手推车①左式（侧）　　双手推车②左式

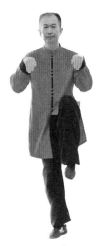
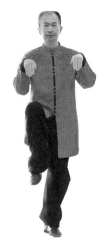
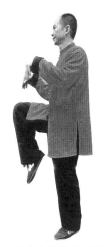

双手推车③左式　　　　双手推车④右式　　　　双手推车④右式（侧）

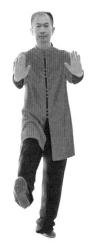
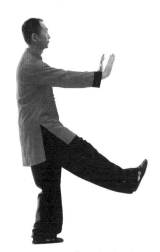

双手推车⑤右式　　　　　双手推车⑤右式（侧）

图 4-5　双手推车分解动作

6. 前扑后仰

动　作　接上式，两脚平行开立，与肩同宽，双手自然垂直，置于两腿外侧。两手前臂往上慢慢升举，屈肘贴于身体两侧，五指撑开呈虎爪形，掌心向前，腰随手后仰，头仰向后上方，两腿站稳，指尖的高度与肩膀平齐（图4-6①）。接上势，右脚向前跨一大步，同时身体向前下扑，双手往下画弧，掌心向下，五指撑开，呈虎爪形直臂下按（不着地），塌腰，左腿挺直，脚尖贴地，后跟提起，右脚后跟着地（图4-6②），然后乘势收回右脚，恢复两脚平行开立姿势，同时双臂也由下顺势画环往后上，配合屈肘上升（图4-6③），此为右式，重复3次后，改换左脚前跨一大步，也就是左式，手的动作与右式同（图4-6④），重复3次。

要　领　后仰时吸气，前扑时呼气，前屈的脚，要在两臂的中间，头与膝及脚尖应成一直线。

功　用　健腰壮肾，调理胃肠，温通关节筋骨。

适应证　全身关节活动不利。

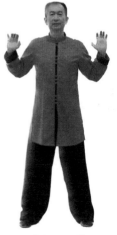 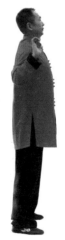 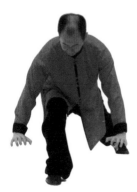

前扑后仰①　　　　　前扑后仰①（侧）　　　　前扑后仰②右式

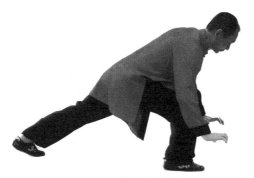

前扑后仰②右式（侧）

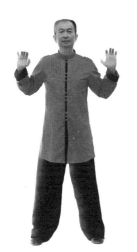

前扑后仰③

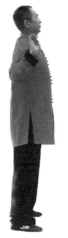

前扑后仰③（侧）

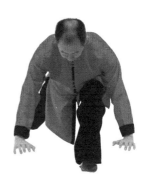

前扑后仰④左式

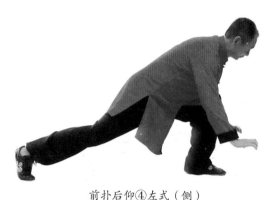

前扑后仰④左式（侧）

图 4-6　前仆后仰分解动作

7. 铁石沉江

动　作　接上式，立身中正，两臂上抬屈肘，双手自然放松垂于胸前（图 4-7①）。背伸直，双手下按，指尖朝前，掌心向下，力在掌根，同时脚跟靠拢提起，两腿左右侧分开，屈膝下蹲，双眼看向双手，两手放于腿前，与肩同宽，和大腿的距离约一个拳位（图 4-7②），下蹲程度以舒适不费力为度，身体下蹲时呼气。接着慢慢起身，脚跟着地，同时慢慢吸气，双臂渐屈肘同时垂腕，向前往上画弧收回腰侧，还原预备势，重复 6 次。

要　领　身体及头部要保持正直，下蹲时重心要稳。

功　用　开导、温通下焦之气，引导气血下行。

适应证　膝腿酸痛乏力。

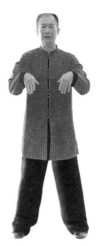

铁石沉江①

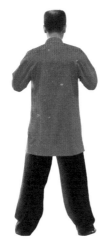

铁石沉江①（背）

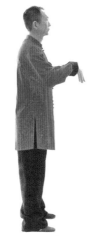

铁石沉江①（侧）

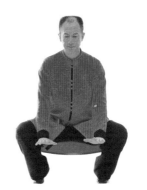

铁石沉江②

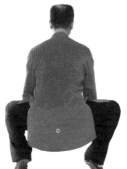

铁石沉江②（背）

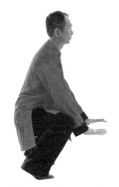

铁石沉江②（侧）

图 4-7　铁石沉江分解动作

8. 金鸡独立

动　作　接上式，两脚平行开立，与肩同宽，前臂上举与腰齐平，两肘置于身体两侧，同时手掌斜向外展，两手指尖朝向左右两侧（图4-8①），双手由外向内画弧，经胸两侧外旋，两手指尖朝外侧，同时上提右腿，屈膝，脚尖朝下。双手画弧内收，再由内向前、向外、向后画弧（图4-8②），此为右式。内收时吸气，外展时呼气，如此重复3次。还原两脚平行开立姿势，提起左腿，此为左式，手的动作同前，重复3次（图4-8③）。

要　领　提膝时膝盖要向中间靠拢，对着肚脐，脚尖和膝盖垂直，站立不稳时，两手可上下或前后调整以求平衡，支撑腿可微弯，脚尖稍外撇。

功　用　开阔心胸，平衡气血，锻炼腰腿部力量。

适应证　膝腿酸软无力。

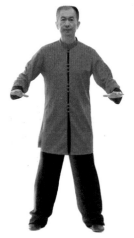

金鸡独立①

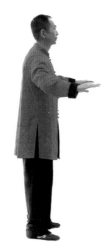

金鸡独立①（侧）

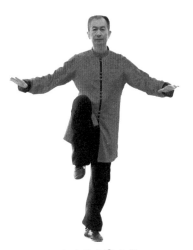

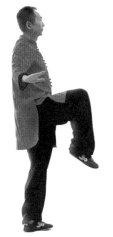

金鸡独立②右式　　　　　　　金鸡独立②右式（侧）

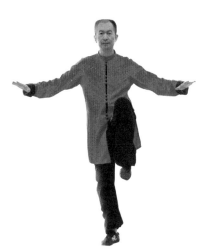

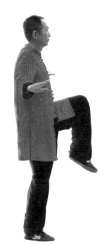

金鸡独立③左式　　　　　　　金鸡独立③左式（侧）

图4-8　金鸡独立分解动作

9. 蜻蜓点水

动　作　接上式，立正姿势（图4-9①），两脚开立，稍宽于肩，双手叉腰，拇指朝前（图4-9②）。身体转向左侧，右脚转向左后方（图4-9③），两腿交叉靠拢全蹲，左脚全脚着地，脚尖外展，右脚前脚掌着地，膝部靠于左小腿外侧，臀部接于右脚跟处，左腿在前成左歇步，同时双手向上（图4-9④），经胸前往外侧画弧，最后伸直与肩齐平，双手指尖向上，头转向左侧看左手背（图4-9⑤）。慢慢起身站立，还原双手叉腰（图4-9⑥），此为左式。右式身体转向右方，左脚转向右后方成右歇步（即右腿在前为右歇步），动作同前，方向相反（图4-9⑦~⑨）。左、右势歇步各进行3次。后起身，两脚开立，双手叉腰（图4-9⑩），最后收回左脚，双手放下贴于身体两侧（图4-9⑪）。

要　领　双眼正视前方，两肩和臂平直，身体直立，重心要稳。

功　用　调补肝肾，强壮腰膝筋骨。

适应证　四肢关节及腰背酸痛。

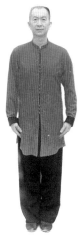
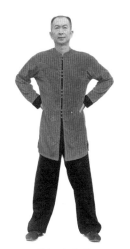
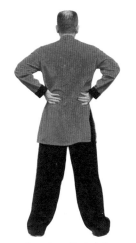

蜻蜓点水①　　　　　蜻蜓点水②　　　　　蜻蜓点水②（背）

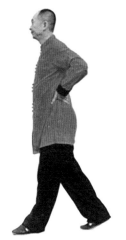
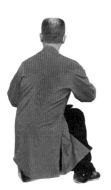

蜻蜓点水③左式　　　　　左蜻蜓点水④左式

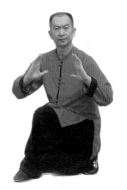
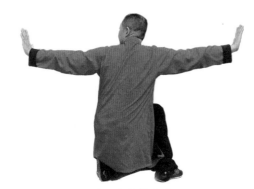

蜻蜓点水④左式（正）　　　　　蜻蜓点水⑤左式

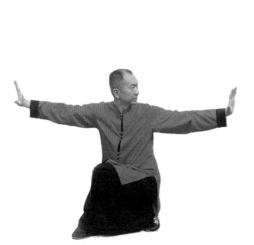
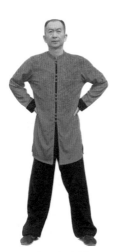

蜻蜓点水⑤左式（正）　　　　　蜻蜓点水⑥

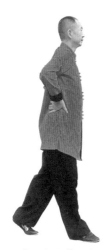

蜻蜓点水⑦右式

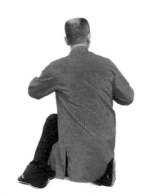

蜻蜓点水⑧右式

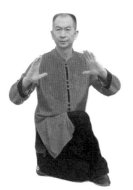

蜻蜓点水⑧右式（正）

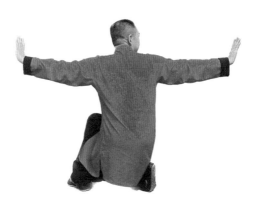

蜻蜓点水⑨右式

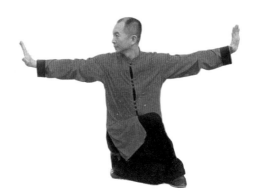

蜻蜓点水⑨右式（正）

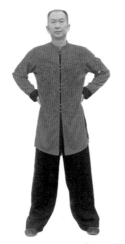

蜻蜓点水⑩

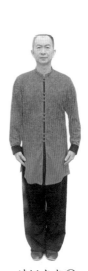

蜻蜓点水⑪

图 4-9　蜻蜓点水分解动作

10. 收势

动　作　接上式，两脚平行分开，与肩同宽，小臂外旋，掌心向上（图4-10①），屈肘，手向头上方画弧，左脚向右脚靠拢，同时吸气；掌心向下，经头前慢慢下落，同时呼气，导气至涌泉穴（图4-10②）。提手、落手，重复3遍后，双手相交置于小腹丹田处（图4-10③），男左手在内，女右手在内，意念全身真气沉入气海，不再启动，约3min，恢复直立（图4-10④）。

要　领　病气自上而下入地，收功时意守小腹。

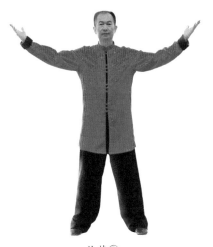

收势①

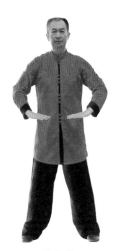

收势②

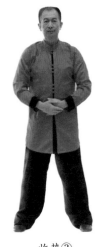
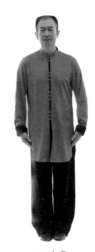

收势③　　　　　　　　　　收势④

图 4-10　收势分解动作

五、南少林对证练功

　　南少林功法针对老寒腿实施对证治疗，每个证型的功法主要由起势、站桩、动作、收势构成，运动与意念相配，起到对应疗效。练功频率控制在每日 1~2 次，每次的时间根据自身情况而定，达到舒服、微汗、不吃力即可。老寒腿的发作期建议患者减少运动，练习坐功和卧功，即躺着或者坐着，并且用正念想象"消炎止痛、活血化瘀"等功效。另外，缓解期、康复期患者对证练功如下。

1. 气滞血瘀型

（1）韦陀献杵

动　作　立正姿势（图 5-1 ①），左脚横跨一步，与肩同宽（图 5-1 ②）。双手握拳提至两侧腰部（图 5-1 ③），左手提掌绕弧，右手握拳（图 5-1 ④~⑤），左掌覆盖于右拳上（图 5-1 ⑥），双手从腰间向前推出，掌尖与鼻头同高，两臂微屈（图 5-1 ⑦），而后两臂缓缓落于体侧，重复 3 次。

要　领　眼随左手抬起，落于右拳，拳向前推出后，眼看远处。起手时吸气，拳推出时呼气。

功　用　调心安神。

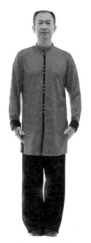
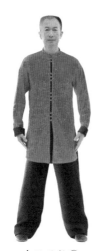
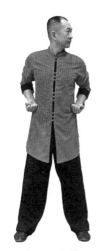

韦陀献杵①　　　　　韦陀献杵②　　　　　韦陀献杵③

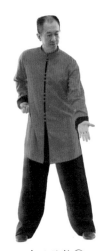
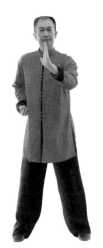

韦陀献杵④   韦陀献杵⑤

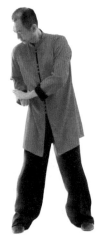
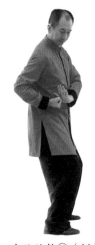
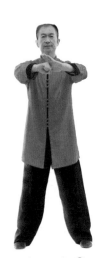

韦陀献杵⑥   韦陀献杵⑥（侧）   韦陀献杵⑦

图 5-1 韦陀献杵分解动作

（2）升降桩

动　作　接上式，两脚平行开立，与肩同宽，双手自然垂于两腿外侧。升时两臂慢慢向前平举，同时配合吸气，收腹提肛，两腿自然伸直，两臂至与肩同高、同宽，自然伸直，肘微垂，手心向下，指尖向前（图5-2①）。降时两掌同时下按至与腹部同高，同时配合呼气，尾闾（指尾骨长强）向下沉，两腿缓缓屈膝半蹲，两掌与两膝、两脚均相对，目随手动（图5-2②）。升降重复6次。

要　领　吸气时收小腹，提肛门；呼气时松小腹，松肛门。抬手吸气，落手呼气。

功　用　调任、督二脉，通畅气血，阳升阴降，打通小周天。

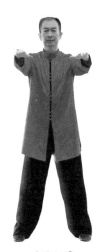 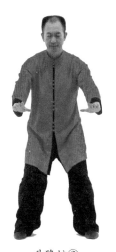 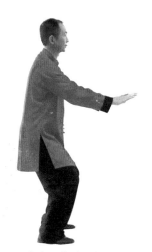

升降桩①　　　　　升降桩②　　　　　升降桩②（侧）

图5-2　升降桩分解动作

（3）启颠式

动　作　接上式，立正姿势，两脚自然分开，与肩同宽，目视前方（图5-3①）。吸气时提起脚跟，两手置于大腿两侧，五指并拢（图5-3②），手掌向前翘起（图5-3③），坚持5s后放下脚跟（图5-3④）；呼气时翘起脚尖，两手置于大腿两侧，五指并拢，向后勾掌（图5-3⑤），似后方有细绳牵拉之状，坚持5s后放下脚尖（图5-3⑥）。重复5次。

要　领　抬脚跟时吸气，落时呼气。脚跟抬起十指抓地，脚跟落下十指向上翘起。

功　用　调节足三阳经、足三阴经气血，增强膝、踝关节稳定性。

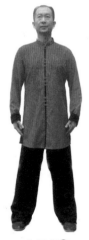
启颠式①

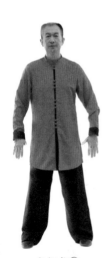
启颠式②

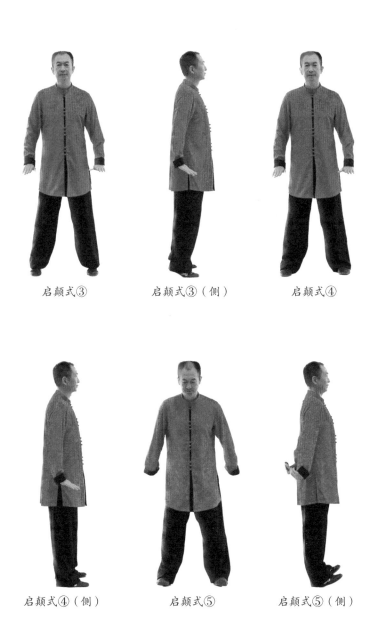

启颠式③　　　　启颠式③（侧）　　　　启颠式④

启颠式④（侧）　　　　启颠式⑤　　　　启颠式⑤（侧）

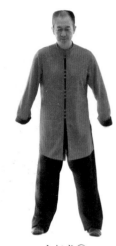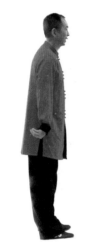

启颠式⑥　　　　　　　启颠式⑥（侧）

图5-3　启颠式分解动作

（4）气息归元

动　作　接上式，两手由下向外侧往上（图5-4①），两臂经头交叉打圆环，经胸前下落（图5-4②），如此重复3次，当两手到头顶时，双掌重叠，一掌心盖在另一掌背上（图5-4③），而后自头顶经面部往胸腹部，缓缓地伸直手臂，下推至小腹部（图5-4④～⑤），收左脚，双手自然垂于身侧。

要　领　抬手吸气，落手呼气。用意念想象从百会穴把能量纳入体内，从宗脉进入丹田。

功　用　培元固本，调气固气。

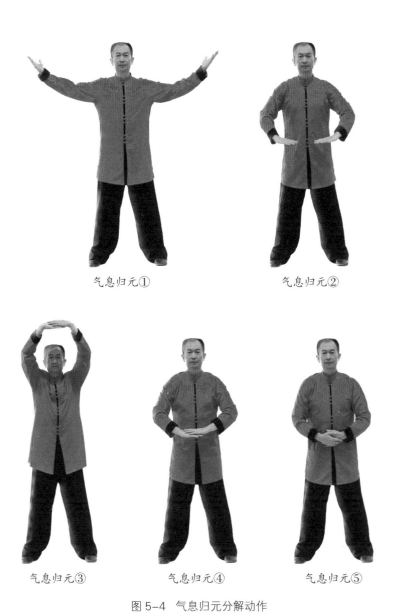

气息归元①　　　　　　　　气息归元②

气息归元③　　　气息归元④　　　气息归元⑤

图 5-4　气息归元分解动作

2. 湿热痹阻型

（1）韦陀献杵

动　作　立正姿势（图 5-5 ①），左脚横跨一步，与肩同宽（图 5-5 ②）。双手握拳提至两侧腰部（图 5-5 ③），左手提掌绕弧，右手握拳（图 5-5 ④～⑤），左掌覆盖于右拳上（图 5-5 ⑥），双手从腰间向前推出，掌尖与鼻头同高，两臂微屈（图 5-5 ⑦），而后两臂缓缓落于体侧，重复 3 次。

要　领　眼随左手抬起，落于右拳，拳向前推出后，眼看远处。起手时吸气，拳推出时呼气。

功　用　调心安神。

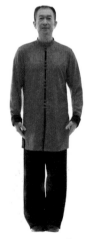

韦陀献杵①

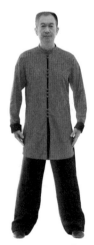

韦陀献杵②

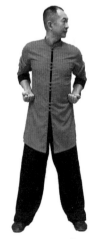

韦陀献杵③

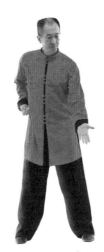

韦陀献杵④

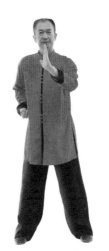

韦陀献杵⑤

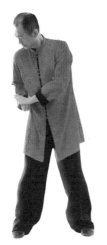

韦陀献杵⑥

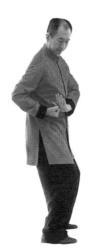

韦陀献杵⑥（侧）

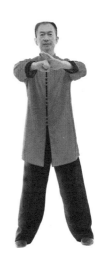

韦陀献杵⑦

图 5-5　韦陀献杵分解动作

（2）扶按桩

动　作　接上式，立身中正，两脚自然分开，与肩同宽，目视前方。两腿自然微屈，两手置于髋部两侧，自然扶按，似双手扶按桌面（图5-6），手脚呼应，肘膝呼应。动作持续时间为5min。

要　领　双手下按，像扶在书案的感觉，手脚呼应，肘膝呼应。

功　用　培补元气，可以使元气通达全身，使全身气脉通畅。

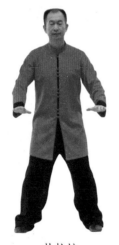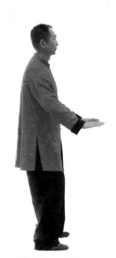

扶按桩　　　　　　　　　　　扶按桩（侧）

图5-6　扶按桩分解动作

（3）双手推车

动　作　接上式，立正姿势，两臂缓缓屈肘，双手手背上提，垂腕，同时左腿屈膝提起，脚尖垂直向下绷直（图5-7①）。屈肘垂腕的手内收，由胸经腹前往下画弧，指尖缓缓朝上成正立掌势（力在掌根）。同时，左脚尖随手动作缓缓抬起，再向左前下方画弧蹬出，膝盖要挺直（图5-7②）。屈膝提腿，脚尖先朝上往内画弧，而后脚背缓缓绷直，手也由下往上画弧，缓缓垂腕屈肘，还原上势（图5-7③），连续提膝绕环3次（脚离地）。然后换右腿做相同的动作（图5-7④~⑤），重复3次。

要　领　提膝打环时，如果身体不能保持平衡，站立的腿可稍弯曲，但是膝盖和脚尖要对准两肩膀的中间，以达到平衡。手脚上升时吸气，下落时呼气。

功　用　增强体力，引血下行，湿热自除。

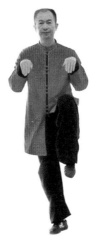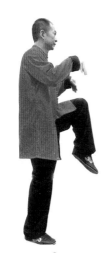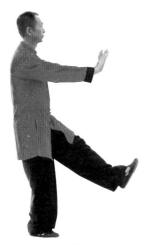

双手推车①左式　　　　双手推车①左式（侧）　　　双手推车②左式

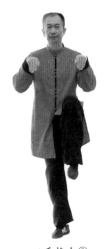
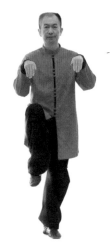
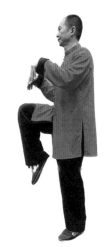

双手推车③　　　　　　　　左双手推车④右式　　　　　　双手推车④右式（侧）

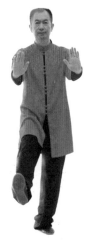
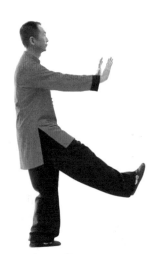

双手推车⑤右式　　　　　　　　双手推车⑤右式（侧）

图 5-7　双手推车分解动作

（4）气息归元

动　作　接上式，两手由下向外侧往上（图5-8①），两臂经头交叉打圆环，经胸前下落（图5-8②），如此重复3次，当两手到头顶时，双掌重叠，一掌心盖在另一掌背上（图5-8③），而后自头顶经面部往胸腹部，缓缓地伸直手臂，下推至小腹部（图5-8④～⑤），收左脚，双手自然垂于身侧。

要　领　抬手吸气，落手呼气。用意念想象从百会穴把能量纳入体内，从宗脉进入丹田。

功　用　培元固本，调气固气。

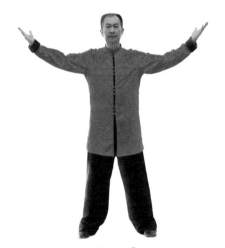

气息归元①

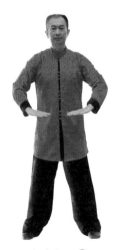

气息归元②

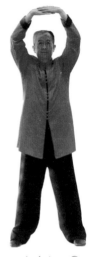
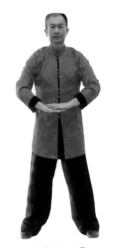
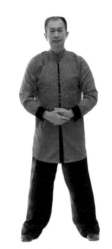

气息归元③ 气息归元④ 气息归元⑤

图 5-8 气息归元分解动作

3. 寒湿痹阻型

（1）韦陀献杵

动　作　立正姿势（图5-9①），左脚横跨一步，与肩同宽（图5-9②）。双手握拳提至两侧腰部（图5-9③），左手提掌绕弧，右手握拳（图5-9④~⑤），左掌覆盖于右拳上（图5-9⑥），双手从腰间向前推出，掌尖与鼻头同高，两臂微屈（图5-9⑦），而后两臂缓缓落于体侧，重复3次。

要　领　眼随左手抬起，落于右拳，拳向前推出后，眼看远处。起手时吸气，拳推出时呼气。

功　用　调心安神。

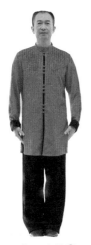
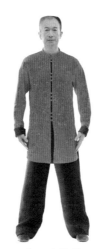
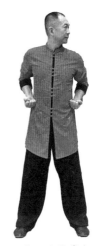

韦陀献杵①　　　韦陀献杵②　　　韦陀献杵③

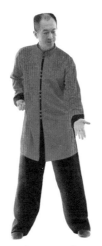
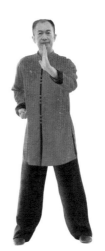

韦陀献杵④　　　韦陀献杵⑤

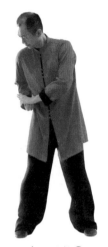 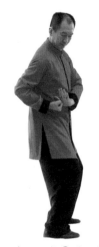 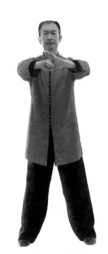

韦陀献杵⑥　　　　　韦陀献杵⑥（侧）　　　　韦陀献杵⑦

图 5-9　韦陀献杵分解动作

（2）托天桩

动　作　接上式，立身中正，两腿自然微屈。两手掌心向上，上抬过肩，翻腕，手心朝天，两手指尖相对斜向内，向上托举，目视前上方，沉肩松肘，手臂弯曲成弧形（图 5-10）。动作持续时间为 5min。

要　领　双手呈弯曲状态，向上承托，目视前上方，意想头顶蓝天，脚踏大地，背靠高山，天人合一。

功　用　提升阳气，疏通背部膀胱经、督脉，增强全身劲力。

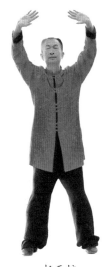 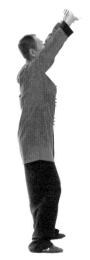

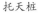

托天桩   托天桩（侧）

图 5-10 托天桩分解动作

（3）猛虎推山

动　作　接上式，右手向前推出，掌心向前，同时左脚向前迈出一大步，脚尖翘起，脚跟落地，左手缓缓屈肘内收，肘尖附于腰侧，同时右手继续向前推出，直臂（图 5-11 ①）。左手从腰侧直掌向前推出，左腿配合左手动作，缓缓往前屈膝，成左弓步，右手收回附于腰侧（图 5-11 ②），此为左式。右式动作同前，方向相反（图 5-11 ③ ~ ④），左右各推 4 次。

要　领　重心后移吸气，重心前移呼气。

功　用　温通关节。

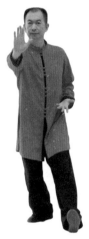
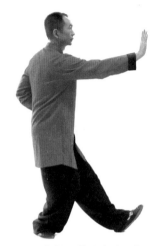

猛虎推山①左式　　　　　　　猛虎推山①左式（侧）

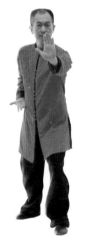
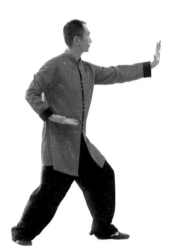

猛虎推山②左式　　　　　　　猛虎推山②左式（侧）

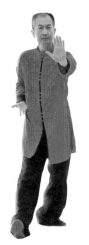
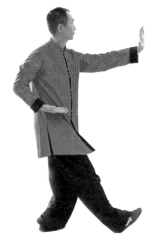

猛虎推山③右式　　　　　　　　猛虎推山③右式（侧）

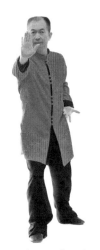
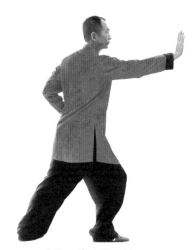

猛虎推山④右式　　　　　　　　猛虎推山④右式（侧）

图 5-11　猛虎推山分解动作

（4）气息归元

动　作　接上式，两手由下向外侧往上（图 5-12 ①），两臂经头交叉打圆环，经胸前下落（图 5-12 ②），如此重复 3 次，当两手到头顶时，双掌重叠，一掌心盖在另一掌背上（图 5-12 ③），而后自头顶经面部往胸腹部，缓缓地伸直手臂，下推至小腹部（图 5-12 ④~⑤），收左脚，双手自然垂于身侧。

要　领　抬手吸气，落手呼气。用意念想象从百会穴把能量纳入体内，从宗脉进入丹田。

功　用　培元固本，调气固气。

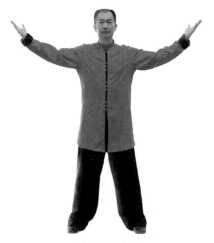

气息归元①

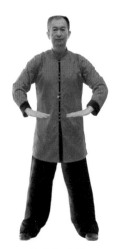

气息归元②

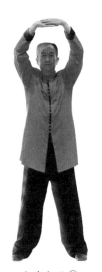

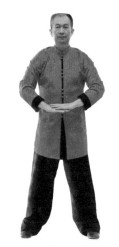

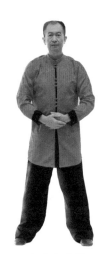

气息归元③   气息归元④   气息归元⑤

图 5-12　气息归元分解动作

4. 肝肾亏虚型

（1）韦陀献杵

动　作　立正姿势（图 5-13 ①），左脚横跨一步，与肩同宽（图 5-13 ②）。双手握拳提至两侧腰部（图 5-13 ③），左手提掌绕弧，右手握拳（图 5-13 ④~⑤），左掌覆盖于右拳上（图 5-13 ⑥），双手从腰间向前推出，掌尖与鼻子同高，两臂微屈（图 5-13 ⑦），而后两臂缓缓落于体侧，重复 3 次。

要　领　眼随左手抬起，落于右拳，拳向前推出后，眼看远处。起手时吸气，拳推出时呼气。

功　用　调心安神。

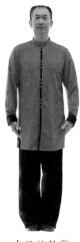

韦陀献杵①

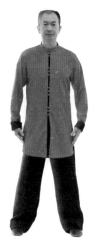

韦陀献杵②

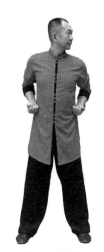

韦陀献杵③

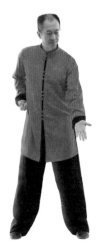

韦陀献杵④

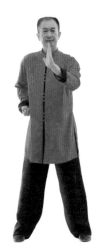

韦陀献杵⑤

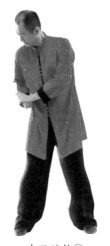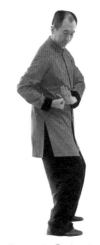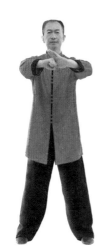

韦陀献杵⑥　　　　　韦陀献杵⑥（侧）　　　　韦陀献杵⑦

图 5-13　韦陀献杵分解动作

（2）阴阳桩

动　作　接上式，立身中正，两腿自然微屈。左右手指微屈，掌心涵虚，右手置于神阙之前，左手置于命门之后（图 5-14①），此为右式。左式双手互换位置，动作相同（图 5-14②）。吸气时，两手向外打开，呼气时，两手向内相合。动作持续时间为5min。

要　领　劳宫对神阙、命门，自然呼气，培补元气。

功　用　疏通经络，调补肝肾气血。

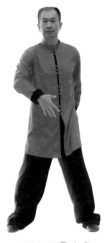
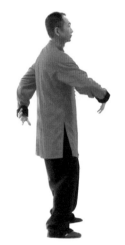

阴阳桩①右式　　　　　　　　阴阳桩①右式（侧）

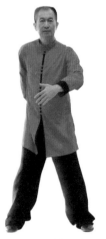
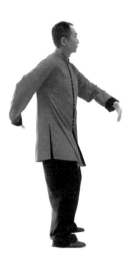

阴阳桩②左式　　　　　　　　阴阳桩②左式（侧）

图 5-14　阴阳桩分解动作

（3）马上抛缰

动　作　接上式，立身中正，两腿自然微屈。手转到胁前时，指尖转中，小指侧向下，同时左腿向左再平开些，屈膝坐臀，成骑马状，两手手心向后下方，在身体两侧画弧（图5-15①～③）。动作重复6次。

要　领　体态中正，百会向上，尾闾（指尾骨长强）向下，不能前伏和后拉。

功　用　双手掌心劳宫穴对着膝关节，意念想象调运膝关节气血，修复局部受伤组织，引气血归于肝肾。

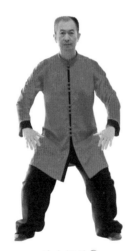

马上抛缰①

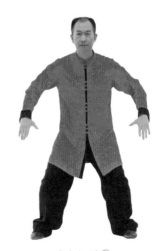

马上抛缰②

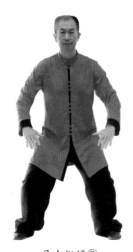
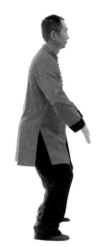

马上抛缰③ 马上抛缰③（侧）

图 5-15 马上抛缰分解动作

（4）气息归元

动　作　接上式，两手由下向外侧往上（图 5-16①），两臂经头交叉打圆环，经胸前下落（图 5-16②），如此重复 3 次，当两手到头顶时，双掌重叠，一掌心盖在另一掌背上（图 5-16③），而后自头顶经面部往胸腹部，缓缓地伸直手臂，下推至小腹部（图 5-16④～⑤），收左脚，双手自然垂于身侧。

要　领　抬手吸气，落手呼气。用意念想象从百会穴把能量纳入体内，从宗脉进入丹田。

功　用　培元固本，调气固气。

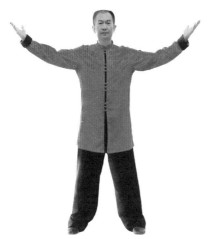

气息归元①

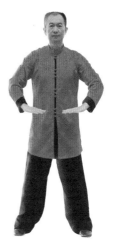

气息归元②

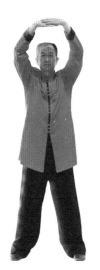

气息归元③

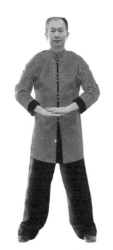

气息归元④

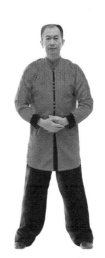

气息归元⑤

图 5-16 气息归元分解动作

5. 气血虚弱型

（1）韦陀献杵

动　作　立正姿势（图 5-17 ①），左脚横跨一步，与肩同宽（图 5-17 ②）。双手握拳提至两侧腰部（图 5-17 ③），左手提掌绕弧，右手握拳（图 5-17 ④～⑤），左掌覆盖于右拳上（图 5-17 ⑥），双手从腰间向前推出，掌尖与鼻头同高，两臂微屈（图 5-17 ⑦），而后两臂缓缓落于体侧，重复 3 次。

要　领　眼随左手抬起，落于右拳，拳向前推出后，眼看远处。起手时吸气，拳推出时呼气。

功　用　调心安神。

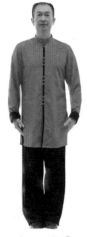
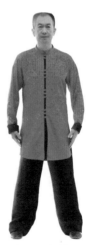
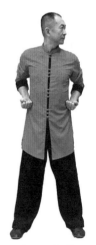

韦陀献杵①　　　　　韦陀献杵②　　　　　韦陀献杵③

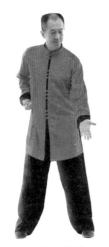
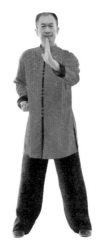

韦陀献杵④　　　　　　　　　　韦陀献杵⑤

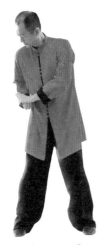
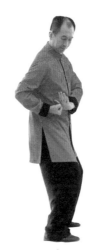
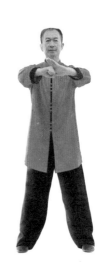

韦陀献杵⑥　　　韦陀献杵⑥（侧）　　　韦陀献杵⑦

图 5-17　韦陀献杵分解动作

（2）开合桩

动　作　接上式，立身中正，两腿自然微屈。双手缓缓上举至胸前，掌心相对，手指自然微屈，似抱球状（图5-18①），做左右开合运动（图5-18②），配合呼吸，吸气时向外打开至与肩同宽，呼气时向内合与头同宽。动作持续时间为5min。

要　领　双手与膻中穴同高，展手与肩同宽，收手与头同宽。开吸合呼，呼吸深长匀细，动作柔和。

功　用　用人体气机进行柔性按摩，通过内气的开合鼓荡作用，祛除病邪，补益气血。

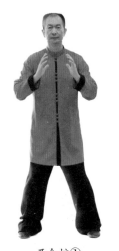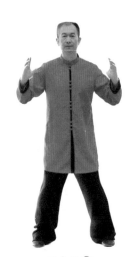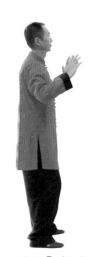

开合桩①　　　　　　　开合桩②　　　　　　　开合桩②（侧）

图5-18　开合桩分解动作

（3）搓丹田

动　作　接上式，背微弓，双臂下垂，两手掌心相对，五指张开，置于两膝关节之间。吸气时右掌顺着胸前连带肩关节向右后提拉至颈部（图 5-19 ①），呼气时右手臂以手贴肋，连肩带背和右手掌一起往下用力至膝关节内侧，配合左手掌向上提拉（图 5-19 ②）。左右交替，重复 4 次。

要　领　身体中正，手沿着身体中间，提肘不提肩转胯。

功　用　活利关节，转动内脏，活血化瘀，使上下气血贯通。

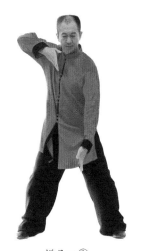 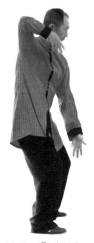

搓丹田①　　　　　　　　　　搓丹田①（侧）

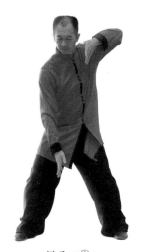 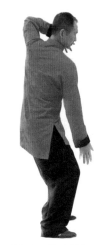

搓丹田②　　　　　　　　　　　搓丹田②（侧）

图 5-19　搓丹田分解动作

（4）气息归元

动　作　接上式,两手由下向外侧往上经头上(图5-20①),两臂交叉打圆环, 经胸前下落（图5-20②）如此重复3次, 当两手到头顶时, 双掌重叠, 一掌心盖在另一掌背上（图5-20③）, 而后自头顶经面部往胸腹部, 缓缓地伸直手臂, 下推至小腹部（图5-20④~⑤）, 收左脚, 双手自然垂于身侧。

要　领　抬手吸气, 落手呼气。用意念想象从百会穴把能量纳入体内, 从宗脉进入丹田。

功　用　培元固本, 调气固气。

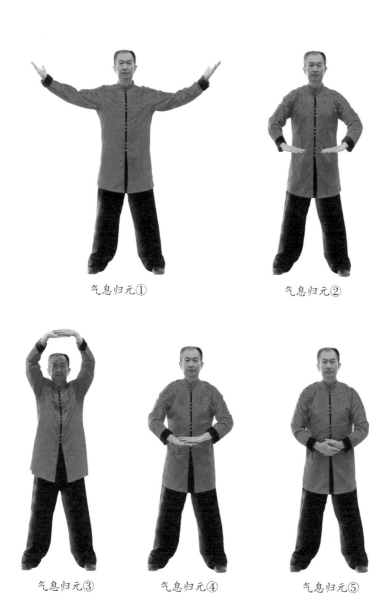

气息归元①

气息归元②

气息归元③

气息归元④

气息归元⑤

图 5-20　气息归元分解动作

6. 阳虚寒凝型

（1）韦陀献杵

动　作　立正姿势（图 5-21 ①），左脚横跨一步，与肩同宽（图 5-21 ②）。双手握拳提至两侧腰部（图 5-21 ③），左手提掌绕弧，右手握拳（图 5-21 ④ ~ ⑤），左掌覆盖于右拳上（图 5-21 ⑥），双手从腰间向前推出，掌尖与鼻头同高，两臂微屈（图 5-21 ⑦），而后两臂缓缓落于体侧，重复 3 次。

要　领　眼随左手抬起，落于右拳，拳向前推出后，眼看远处。起手时吸气，拳推出时呼气。

功　用　调心安神。

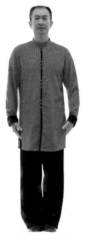
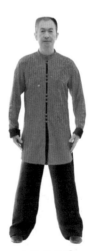
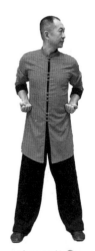

韦陀献杵①　　　　韦陀献杵②　　　　韦陀献杵③

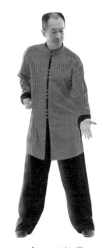

韦陀献杵④

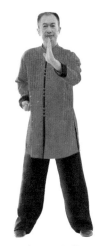

韦陀献杵⑤

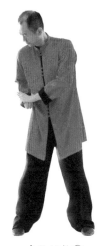

韦陀献杵⑥

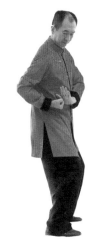

韦陀献杵⑥（侧）

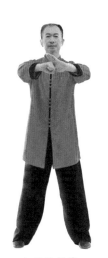

韦陀献杵⑦

图5-21 韦陀献杵分解动作

（2）单举桩

动　作　接上式，两手下沉至丹田，掌心朝上，指尖相对，似托举状。左手上举过头顶，翻掌向外，手臂伸直，腕关节弯曲成直角，指尖朝向头顶正上方，同时右手翻掌向下，朝身体后方伸直，指尖朝前（图 5-22 ①），这是左式。右式同左式，方向相反（图 5-22 ②）。左右交替，运动持续时间为 5min。

要　领　中指指尖对着肩井穴。

功　用　调理脾胃，温阳散寒。

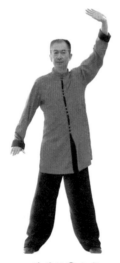

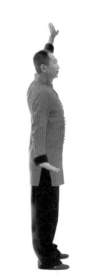

单举桩①左式　　　　　　　　单举桩①左式（侧）

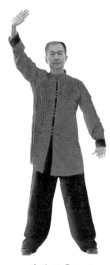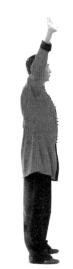

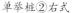

单举桩②右式　　　　　　　　单举桩②右式（侧）

图 5-22　单举桩分解动作

（3）铁石沉江

动　作　接上式，立身中正，双臂上抬屈肘，双手自然放松垂于胸前（图 5-23①）。背伸直，双手下按，指尖朝前，掌心向下，力在掌跟，同时脚跟靠拢提起，两腿左右分开，屈膝下蹲，双眼看向双手，两手放于腿前，与肩同宽，和大腿的距离约一个拳位（图 5-23②），下蹲程度以舒适不费力为度，身体下蹲时呼气。接着慢慢起身，脚跟着地，同时慢慢吸气，双臂渐屈肘同时垂腕，向前往上画弧收回腰侧，还原预备势，重复 6 次。

要　领　身体及头部要保持正直，下蹲时重心要稳。

功　用　开导、温通下焦之气，引导气血下行。

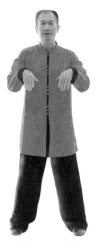

铁石沉江①

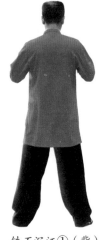

铁石沉江①（背）

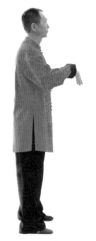

铁石沉江①（侧）

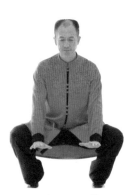

铁石沉江②

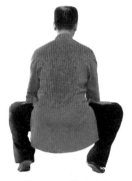
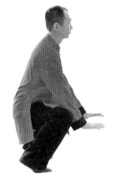

铁石沉江②（背）　　　　　　　铁石沉江②（侧）

图5-23　铁石沉江分解动作

（4）气息归元

动　作　接上式，两手由下向外侧往上（图5-24①），两臂经头交叉打圆环，经胸前下落（图5-24②），如此重复3次，当两手到头顶时，双掌重叠，一掌心盖在另一掌背上（图5-24③），而后自头顶经面部往胸腹部，缓缓地伸直手臂，下推至小腹部（图5-24④~⑤），收左脚，双手自然垂于身侧。

要　领　抬手吸气，落手呼气。用意念想象从百会穴把能量纳入体内，从宗脉进入丹田。

功　用　培元固本，调气固气。

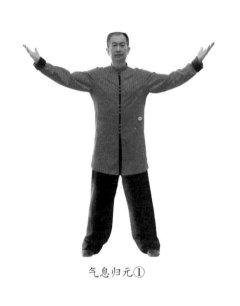
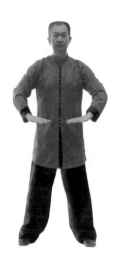

气息归元①   气息归元②

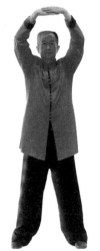
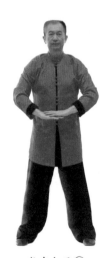
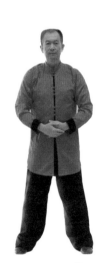

气息归元③   气息归元④   气息归元⑤

图5-24　气息归元分解动作

六、老寒腿常规疗法

老寒腿是骨科临床常见病与多发病，治疗方法有很多，除了具有代表性的南少林功法外，南少林特色中药内服、中药外敷、内服药酒和熏蒸对老寒腿的防治同样疗效显著。老寒腿发病机制复杂，因而治疗手段尚无统一的标准，目前除上述方法外，还可以用艾灸、温熨、按摩、刮痧、拔罐、电疗等措施进行日常防治。以上方法均须在专业医师指导下使用。

1. 中药内服

中药内服是中药口服后，经消化吸收而发挥治疗作用，是千百年来中医治疗疾病的基本方法。口服中药的传统剂型有汤剂、丸剂、散剂、膏剂等。近年来，随着中成药生产工艺的发展，片剂、冲剂、糖浆剂、口服液等也已广泛应用。内服中药加减运用灵活，对症性强，药物吸收快，疗效显著且风险小。老寒腿南少林特色中药内服方如下。

（1）骨增汤

组　成　威灵仙12g，透骨草12g，血竭6g，川芎9g，三棱9g，乳香6g，没药6g，秦艽9g，独活12g，羌活12g，牛膝12g，白术12g，白芍12g，防风9g，防己9g。

用　法　水煎服，一日1剂。

主　治　膝骨关节炎早期肿痛明显者。

方　解　骨性关节炎早期，因软骨剥脱或骨刺激软组织而致关节周围充血肿胀。中医认为，乃气血不足，肝肾亏损，风寒湿邪内侵关节经络，邪气壅阻，气滞血瘀，经络痹阻。治当活血化瘀，搜风通络，消肿止痛。方中威灵仙性猛善走，宣通十二经络，对关节疼痛、屈伸不利尤为有效；透骨草活血舒筋，消肿止痛。两药配合通经络，利关节，为君药。血竭、川芎、三棱、乳香、没药活血祛瘀，为臣药。佐以秦艽、牛膝、独活活血舒筋通络；防风祛周身之风，羌活疏散肌腠风湿之邪而发表，条达肢体，畅通血脉；白术可治风寒湿邪留滞肌肉、筋骨之痹痛。防己祛风化湿利水，为使药。诸药合用，共奏活血化瘀、疏风通络之功效。

（2）骨密汤

组　成　黄芪30g，白术12g，茯苓12g，鹿角胶10g，狗脊12g，补骨脂12g，制川乌6g，杜仲12g，牛膝12g，当归9g，鸡血藤12g，红花6g，苏木12g，木瓜12g。

用　法　水煎服，一日1剂。

主　治　膝骨关节炎，关节肿胀不明显，酸软无力者。

方　解　膝骨关节炎中后期以关节周围增生、骨质疏松改变为主，肝肾不足，气血亏虚明显。治当益气活血、补益肝肾为原则。方中黄芪、白术、茯苓健脾益气，补血生新；鹿角胶、狗脊、补骨脂、杜仲补益肝肾，添精生髓；牛膝、当归、鸡血藤、红花活血祛瘀通络；制川乌辛散温通，善于温经通络止痛；木瓜长于舒筋活络和血，调筋除痹；苏木善活血散瘀。诸药合奏健脾益气、活血通络、补肝益肾之功。

（3）壮骨消痹汤

组　成　熟地黄、威灵仙、骨碎补、茯苓、牛膝、莱菔子、秦艽、白芍、忍冬藤、鸡血藤、全蝎粉（冲）、蜈蚣粉（冲）、土鳖虫粉（冲）。

用　法　水煎服，一日1剂，日服2次。

主　治　膝骨关节炎（肝肾亏虚型）。

方　解　熟地黄补血养阴，填精益髓，古人谓之"大补五脏真阴""大补真水"，为君药。威灵仙祛风除湿，通络止痛，消痰水，散癖积，《开宝本草》云："主诸风，宣通五脏，去腹内冷滞，心膈痰水久积，癥瘕痃癖气块，膀胱宿脓恶水，腰膝冷痛及疗折伤"；骨碎补补肝肾，续筋骨，二药为臣。佐以牛膝，具有活血通经、补肝肾、强筋骨、利水通行、引火下行的功效；茯苓利水渗湿，健脾化痰，宁心安神；莱菔子消食除胀，降气化痰；秦艽祛风湿，退虚热，止痛；白芍补血柔肝，平肝止痛；忍冬藤清热解毒，疏风通络，《履巉岩本草》曰："治筋骨疼痛。"鸡血藤活血舒筋；全蝎、蜈蚣、土鳖虫通络止痛，祛风，活血，舒筋活络。上方共奏补益肝肾、活络舒筋之功用。

（4）补肾除痹汤

组　成　熟地黄 30g，山药 15g，泽泻 10g，山茱萸 15g，制乳香 10g，制没药 10g，茯苓 10g，牡丹皮 10g，附子 10g，桂枝 10g。

用　法　水煎服，一日 1 剂。

主　治　老年人肝肾亏虚所致的膝关节疼痛。

方　解　老年人膝关节疼痛多为肝肾亏虚所致，本方为金匮肾气丸加味组成。金匮肾气丸（熟地黄、山药、泽泻、山茱萸、茯苓、牡丹皮、附子、肉桂）的补肾作用在于补阴以生气，助阳以化水，兼顾阴阳水火，以助先天之精气。本方肉桂改为桂枝，以温通经脉；加乳香辛温，能宣通气血，入肾温补；没药苦辛平，破瘀以生新，散血而止痛。

2. 中药外敷

中药外敷常见有中药散剂、中药水剂、中药膏剂、中药膜剂4种剂型。古人有云："外治之药亦即内治之药，所异者法耳"。中药外敷可通过药物经皮肤渗透与吸收，随血液运行到达病所直接发挥作用，也可通过药物不断刺激皮肤或穴位间接发挥作用。常用外敷中药具有温经散寒、通经活络、祛湿止痛等功效。老寒腿南少林特色中药外敷方如下。

（1）痹瘻散

组　成　肿节风10g，海风藤10g，生南星10g，生半夏10g，生草乌5g，生川乌5g，大黄5g，紫荆皮15g，江南香80g。

用　法　共研粉末，用茶水调拌敷贴患部，每日1次，每次6h。皮肤破溃及过敏者禁用。

主　治　损伤后风寒入络所致膝关节痛，或风痰壅盛之瘻痹。

方　解　素体正气不足，伤后气血虚弱，风寒乘虚入络，可出现痹痛，或因风痰壅盛，发生瘻痹。本方用肿节风、海风藤祛风胜湿，通络止痛，为君药。生南星、生半夏化经络风痰，解痉起瘻，为臣药。佐以生川乌、生草乌祛风除湿，温经止痛；大黄泻火凉血，逐瘀通经；紫荆皮消肿解毒，活血通络。江南香调和诸药，增加黏性，为使药。全方具有祛风除痹之功效。

（2）消刺散

组　成　全蝎50g，蜈蚣5条，土鳖虫50g，桃仁30g，皂角刺30g，细辛15g，姜黄30g。

用　法　上药共研细末，和匀，贮瓶备用。使用时取药末适量，以白酒、陈醋各半调药末至糊状，外敷患处，并包扎固定。每日1次，每次4~5h。皮肤破溃及过敏者禁用。

主　治　骨性关节炎，骨刺形成作痛者。

方　解　膝骨关节炎多因骨关节退行性改变，气血瘀阻不畅，风湿之邪内侵而引发关节疼痛、晨僵、肿胀，休息时症状缓解，劳累时症状加剧。治宜活血祛瘀、消肿散结。方中全蝎、蜈蚣、土鳖虫搜风通络，散结消肿；皂角刺活血祛瘀，通经消滞；桃仁、姜黄活血祛瘀；细辛芳香气浓，性善走窜，可温经通络。诸药合用，共奏活血祛瘀、散滞消结之功。

（3）热盐敷

热盐敷是一种纯天然的外敷治疗方法，无不良反应，适合各种人群。粗盐加热后保温性、渗透性强，能把热能渗透进体内，从而加速血液循环、消炎止痛，还可作为药引可引诸药下行。具体操作方法为：取粗盐炒热外敷患处，或粗盐加药物一起炒热使用。热敷时一定要掌握尺度，避免烫伤；使用过的盐袋，可以放置在通风干燥的地方，防止出现受潮或变成硬块而影响下次使用。

3. 内服药酒

酒素有"百药之长"之称，药酒是将强身健体的中药与酒相混合。不仅配制方便、药性稳定、安全有效，而且酒精是一种良好的半极性有机溶剂，中药的各种有效成分都易溶于其中，药借酒力、酒助药势而充分发挥其效力，提高疗效。药酒具有温经通络，除湿止痛等功效。老寒腿南少林特色药酒如下。

（1）黑豹子追风酒

组　成　绿仁黑豆1.5kg，高粱酒5kg。

用　法　绿仁黑豆用高粱酒浸泡 3 个月后日常饮用，正常每日 2 次，每次 50g，可以随个人酒量适当增减。

注意事项　禁止高盐饮食，禁食海鲜，提倡素食，适量运动排汗。

主　治　痛风性关节炎、风湿性关节炎、类风湿关节炎。

方　解　黑豆祛风燥湿，填精益髓；高粱酒行气活血通络。二者合用，共奏祛风除湿、活血通络之功。

（2）风伤药酒

组　成　桑寄生 12g，生地黄 12g，怀牛膝 12g，桂枝 12g，木瓜 12g，苏木 12g，川续断 12g，白术 12g，香附 12g，杜仲 12g，当归 12g，桔梗 12g，陈皮 9g，五加皮 6g，红花 4.5g，三七 2g（捣碎）。

用　法　上药用高粱酒 500ml 浸 3 周后服用。成人三餐饭后服 30ml，外用适量。

主　治　跌打损伤，风寒湿痹。

方　解　方中杜仲、桑寄生、怀牛膝、五加皮、木瓜、川续断补益肝肾，舒筋活络；桂枝、白术、香附、桔梗、陈皮祛风除湿，通络止痛；当归、苏木、红花、生地黄、三七活血祛瘀。诸药合用，共奏活血通络、祛风除湿、强筋壮骨之功。

4. 熏蒸

俗话说，"寒从足下生，下肢暖，全身益。"人体的 12 条经络有 6 条发源于足底，泡脚可刺激经络运行，具有舒筋活络，益气化瘀，滋补元气，促进血液循环，增强抗寒能力等功效。老寒腿南少林特色熏蒸方如下。

（1）痹痛洗剂

组　成　肿节风 10g，忍冬藤 10g，海风藤 10g，络石藤 10g，松节 15g，榕树须 15g，桑寄生 15g，生川乌、生草乌各 3g，当归尾 20，牛膝、木瓜各 12g。

用　法　加水 1.5~2L，煎汤熏洗患部，每日 1~2 次，每次 20~30min。

主　治　各种痹证。

方　解　风寒湿邪侵袭人体，气血闭阻不通，肢节肿痛，屈伸受限，宜祛风除湿、止痛通痹。本方用肿节风、忍冬藤、海风藤、络石藤、榕树须、松节、桑寄生祛风胜湿，通络止痛；生川乌、生草乌祛风散寒，温经止痛；当归尾活血化瘀，消肿止痛。牛膝、木瓜为下肢引经药，使药性直达病所。全方具有疏通经络、除痹止痛、通利关节之功效。

（2）膝痛消熏洗方

组　成　入骨丹 15g，穿破石（拉牛入石）15g，伸筋草 15g，透骨草 15g，防风 10g，荆芥 10g，艾叶 25g，红花 15g。

用　法　由纱布包装成袋，加 2.5L 水煎煮，沸后 10min 倒入盆内，置患关节于盆上，先熏后洗。温度较高时利用药液蒸气熏洗患膝，并用毛巾或油布敷盖以保温，指导患者按揉膝眼，向四周推挤髌骨，并适度屈伸患膝。当药水温度降至 60℃左右，皮肤可耐受时，用毛巾蘸其药液搓洗、热敷患膝，至水温降至 35℃左右，无热感为止。熏洗共 30min。熏洗完后，继续按揉患膝膝眼及膝关节屈伸活动 10min。每天早晚各 1 次，药液可重复加热熏洗 1 次，疗程 5 周。

主　治　早期膝骨关节炎。

方　解　方中伸筋草苦辛、温，入肝、脾、肾三经，能祛风散寒、除湿消肿，舒筋活血，治风寒湿痹、关节酸痛、跌打损伤；透骨草辛、温，能祛风除湿，舒筋活血止痛，治风湿痹痛、筋骨挛缩。二味为君药，以祛风湿、活血通络。防风辛甘、温，发表祛风，胜湿止痛，治外感风寒、风寒湿痹、骨节酸痛；荆芥辛、温，能发表祛风理血。二味为臣药，以祛除外感风寒之邪。红花辛、温，活血通经，祛瘀止痛；入骨丹苦、寒，活血化瘀、凉血止血，为闽南伤科特色用药。二药为佐药。一方面活血化瘀，通络止痛，佐凉血药防君臣药辛散过强；另一方面取"血行风自灭"之意，佐君药祛除风邪。拉牛入石为闽南特色用药，微苦涩、微温，补血活血，祛风活络，强壮筋骨，为使药。全方共奏祛风散寒、活血通络止痛、强筋健骨之功。

（3）伤科熏洗方Ⅱ号

组　成　赤芍 12g，红花 15g，川芎 15g，鸡血藤 30g，泽兰 20g，王不留行 30g，木瓜 15g，海桐皮 20g，土茯苓 30g，三棱 10g，莪术 10g，生川乌 20g，远志 10g，马钱子 10g，生草乌 20g，生南星 15g。

用　法　取上药混合粉碎成粗粉，干燥，分装，即得。用时先用冷水浸泡半小时，加 5L 水煎煮 30min，入盆、钵等容器中，先熏后洗患部。熏洗时药液中兑入适量老酒或陈醋，用毛巾覆盖以保温。下肢伤者，可将药液倒入足浴盆中持续加热，浸泡效果更佳；或将浸泡过的药袋入微波炉中加热 4 min，热敷患部亦可。每日 2 次，4~6 次后更换药袋。

主　治　风湿痹痛，筋骨无力，四肢麻痹，或关节拘挛。

方　解　风寒湿三气杂至合而为痹，痹阻不通，则为痛为肿，留瘀着痰，痰瘀作祟为患。治当祛风截痰，消肿止痛，和营通络。生川乌、生草乌、生南星为祛风散寒除湿要药，生用量大取其药专力宏之意，专除筋节僵硬、肢端瘀肿；赤芍、红花、川芎、鸡血藤、泽兰、王不留行和营血，行瘀滞；木瓜、海桐皮、土茯苓、三棱、莪术祛风湿，利水气，消肿胀；远志、马钱子除风痰，宽经脉而通络。

（4）膝痛洗汤

组　成　海桐皮 15g，乳香 10g，没药 10g，当归 10g，川椒 10g，川芎 10g，红花 10g，威灵仙 20g，防风 10g，制川乌 10g，制草乌 10g，桂枝 10g，牛膝 20g，骨碎补 20g，杜仲 15g，桑寄生 15g，鸡血藤 15g。

用　法　上药水煎，趁热熏洗。

主　治　膝骨关节炎，关节屈伸不利，行走受限。

方　解　方中鸡血藤活血补血，海桐皮通利血脉，为君药。桂枝舒筋通络，为臣药。佐以桑寄生、牛膝、骨碎补、杜仲补肝肾，壮筋骨；乳香、没药、当归、川芎活血通络，祛瘀止痛；制川乌、制草乌祛风湿，散寒止痛；川椒、威灵仙、防风、红花、桂枝活血祛瘀，温经散寒。

5. 艾灸

艾灸通过艾叶燃烧时产生的温度及独特的红外线辐射产生治疗效果。除此之外，艾叶燃烧产生的抗氧化物质附着在穴位处皮肤上，能够在灸区形成高浓药区，通过腧穴的循经感传，并在热力的作用下渗透达到组织深部，发挥温通经络、宣通气血等功效。

根据患者老寒腿的疼痛部位，可以配合选内膝眼、犊鼻、阳陵泉、阴陵泉、血海、足三里、梁丘、鹤顶等具有特定疗效的腧穴部位。这些穴位虽是局部取穴，却为治病之精髓，也是疗效之关键，联合应用可通达关节、活血消肿、祛瘀止痛。

6. 温熨

温熨疗法是传统砭石疗法（砭术）之一。古人发现用烤热的石头放在患处按摩可以减轻疼痛，这是最早的温熨疗法。温熨具有养筋荣脉、逐寒祛湿、行气活血通络等功效。与将砭石放在热水浸泡加热等方式不同，电热砭石仪具有方便控制温度、不易烫伤等优点，可有效改善局部血液循环，缓解慢性炎症。具体操作是将电热砭石仪放置于身体的疼痛部位恒温加热，可同时对经络穴位实施砭石手法操作，如刮、拍、点、摩、擦。

7. 按摩

按摩通过特定的手法或技巧在人体特定的穴位或部位进行按压，平衡肌肉组织，调节炎症状态，具有改善局部血液循环、缓解疼痛、增强肌力等功效。其安全性高，适合在家操作。老寒腿按摩也可选取内膝眼、犊鼻、阳陵泉、阴陵泉、血海、足三里、梁丘、鹤顶等具有特定疗效的腧穴部位。

8. 刮痧

刮痧可促使局部体表温度上升，扩张血管，改善血液循环，促进炎性物质渗出与吸收，从而改善经络气血瘀滞状态，松解组织粘连，提高关节活动度。因此刮痧具有行气活血、疏通经络、祛邪排毒等功效。

刮痧的具体操作：蘸取一定介质（植物油、药油、凡士林等），手握刮痧板（牛角、玉石、砭石、铜钱、瓷汤勺等）在体表特定部位反复刮动、摩擦，手法宜先轻、慢，待适应后再加重、加快；方向宜单向、循经络刮拭（背部督脉和足太阳膀胱经为先），遇痛点（局部阿是穴）、穴位时重点刮拭，以出痧为度。刮痧后饮用温开水，以助机体排毒祛邪。出痧后30min内忌洗冷水澡，夏季出痧部位忌风扇或空调直吹，冬季应注意保暖。

9. 拔罐

拔罐过程中罐内形成的负压条件，可使局部毛细血管迅速扩张充血，甚至破裂出血，随即产生类组胺物质，刺激组织器官功能活力增强，改善血运及新陈代谢，提高机体抵抗力。因此拔罐具有通经活络、行气活血、消肿止痛、祛风散寒等功效。

目前拔罐常用的罐具种类较多，有竹罐、玻璃罐、抽气罐等。抽气罐利用机械抽气原理使罐体内形成负压，罐体吸附于选定的部位。其操作简便、价格低廉、安全系数高，普遍用于个人和家庭的自我医疗保健，是目前较普及的新型拔罐器。玻璃罐使用时应用镊子夹酒精棉球点燃，在罐内绕一圈抽出；而后迅速将罐罩在选定的部位上，即可吸住。使用玻璃罐时切忌火烧罐口，以免烫伤皮肤。拔罐时留罐时间不宜超过20min，以免损伤皮肤。拔罐常配合走罐、闪罐、刺络拔罐及留针拔罐等方法使用。刮痧与拔罐联合实施，可发挥协同作用。

10. 电疗

随着科技的发展，各种电子理疗仪"飞入寻常百姓家"。电子理疗仪利用恒定电流持续兴奋肌肉组织，引起骨骼肌肉收缩，促进局部血液循环和淋巴回流，从而锻炼肌肉，防止肌肉萎缩；除此之外，还可以提高平滑肌肌张力，改善患者疼痛症状，具有活血化瘀、舒筋活络等功效。电疗的具体操作：患者可取坐位或卧位，以膝关节压痛点为中心，标记出疼痛区域，通常压痛点多以患膝的膝眼、委中、委阳或阿是穴为主。将疼痛区域作为治疗区，进行冲击波治疗。治疗时首先进行低频脉冲电流冲击，兴奋神经肌肉组织，然后再进行中频脉冲电流冲击，改善局部血液循环。冲击波治疗频率、能级等参数需根据患者耐受力及病情程度进行调整，每次持续 20~30min。治疗时应注意局部的防寒保暖，以免加重病情。

七、老寒腿日常保健

冬天气温骤降，寒气容易透过皮肤和毛孔侵入人体，影响血液循环，诱发老寒腿。随着时代的不断变化，"老寒腿"不光在中老年人群中高发，年轻人也深受其害。每年的 10 月 12 日是世界关节炎日，预防"老寒腿"应该从秋末冬初开始。老寒腿会随着时间推移逐渐加重，许多患者忽略了早期的酸痛症状，直到行走困难才去医院，最终无奈选择手术治疗，对生活质量与健康非常不利。因此，人们在日常生活中应该时刻注意老寒腿的预防。

1. 规范姿势

无论是立位还是坐位，都应保持正确姿势。特别是坐位时，最好选择高度合适的硬椅，同时还应注意腰部要与椅背相贴。长期处于固定坐姿时，双下肢应保持一定的曲度，不要做一些增加膝关节负担的活动。

2. 保暖防寒

平时尽量避免汗出当风、淋雨、冒雪或在寒冷的水中作业。及时了解天气变化情况，当冷空气过境、降温、大风时，及时添衣加被，穿上合适的鞋袜，必要时戴上护膝或用红外线取暖器等照射局部皮肤。年轻人应爱惜膝关节，勿因爱美而天寒时穿短裤、短裙。

3. 运动保健

老寒腿急性发作期间不适合锻炼。在症状缓解期，适度的体育锻炼可防止肌肉萎缩，增强腿部肌肉的力量，可进行骑自行车、跳舞、游泳等负重较小的有氧运动，活动量以舒适为宜，微汗为度。

4. 改善环境

居室要温暖、干燥、舒适、阳光充足、空气流通，避免阴寒湿冷，室温最好控制在20℃，相对湿度在45％左右。被褥要常常暴晒，睡眠时宜避开风口处。

5. 减轻负荷

保持理想体重，以免肥胖对膝关节造成过大压力。少穿高跟鞋，多穿舒适的平底鞋或运动鞋。避免长时间跑、跳、蹲以及负重行走，半蹲时髌骨面压力最大，摇晃则会加重磨损，应注意避免。避免长时间爬楼梯、上下坡。疼痛严重时使用手（拐）杖、助行器等，以减少膝关节负荷。

6. 合理饮食

钙、维生素缺乏与老寒腿的发病有关，因此在饮食上要注意，特别是老人。牛奶、蛋类、豆制品含钙量高，蔬菜和水果如胡萝卜、红辣椒、苹果、柑橘等维生素含量高，可适当多摄入一些。当然饮食总量要适当控制，以免引起肥胖。少食生冷、油腻及刺激性食品。饮食提倡多样化，不偏食。畏寒怕冷的患者在饮食上可多吃些羊肉、鸡肉、猪肝、猪肚等御寒食物。湿气重的患者在饮食上可多吃些薏仁、豆腐、芹菜、山药、扁豆等祛湿食物。另外，甲状腺素分泌减少与畏寒也有关，因此在寒冷季节适量多食用含碘量高的海带及各种海产品，可以增强人体的产热功能，加速人体的新陈代谢，起到御寒防冻的作用。

7. 佩戴护具

正常情况下，髌骨在膝盖部位的活动范围很小，当出现高强度运动时，髌骨会被牵移离开原有部位，诱发关节炎。除此之外，膝关节皮肤薄，缺乏脂肪层覆盖，容易受凉加重病情。护膝具有制动、保温、保健的作用，尤其适合老年人及活动强度大的人群。

8. 及时就医

当出现膝关节反复疼痛、肿胀，活动时可听见关节弹响与摩擦音时，应及时就医治疗，以免病情加重或恶化。

八、附图

1. 膝关节解剖图

正常膝关节与膝骨关节炎解剖对比图（图8-1）。

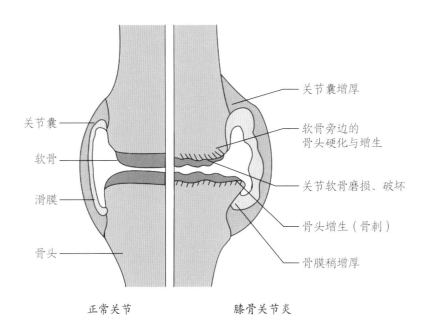

图 8-1　正常膝关节与膝骨关节炎解剖图

2. 常用穴位图

（1）**长强**　仰卧屈膝，在尾骨端下，尾骨端与肛门连线的中点处，即为本穴（图8-2）。

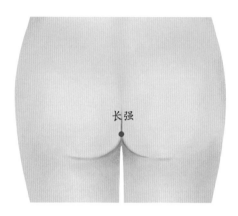

图8-2　长强穴位置图

（2）**百会**　正坐位，两耳尖与头正中线相交处，即为本穴（图8-3）。

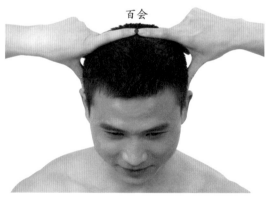

图8-3　百会穴位置图

（3）命门　正坐位，平脐水平线与后正中线的交点，按压有凹陷处，即为本穴（图8-4）。

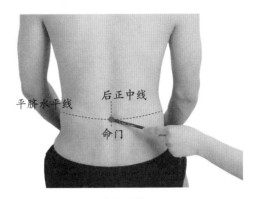

图8-4　命门穴位置图

（4）劳宫　握拳屈指，中指尖所指的掌心，按压有酸胀感处，即为本穴（图8-5）。

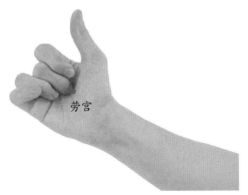

图8-5　劳宫穴位置图

（5）神阙　在腹中部，肚脐中央处，即为本穴（图8-6）。

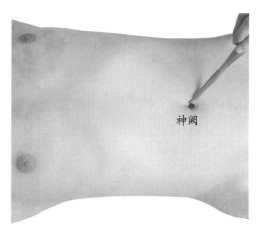

图8-6　神阙穴位置图

（6）膻中　在胸部，前正中线（胸骨前方正中的垂线）与两乳头连线的交点处，即为本穴（图8-7）。

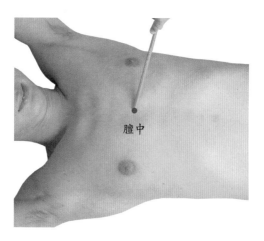

图8-7　膻中穴位置图

（7）**内膝眼** 在膝部，膝盖内侧凹陷处，即为本穴（图 8-8）。

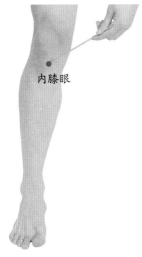

图 8-8 内膝眼穴位置图

（8）**犊鼻** 在膝部，屈膝，膝盖外侧凹陷处，即为本穴（图 8-9）。

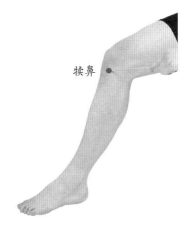

图 8-9 犊鼻穴位置图

（9）**阴陵泉** 在小腿内侧，用拇指沿小腿内侧骨内缘（胫骨内侧）由下往上推，至拇指触碰到膝关节下，能感受到一个胫骨向内上弯曲的凹陷处，即为本穴（图8-10）。

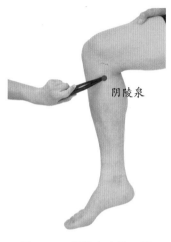

图8-10 阴陵泉穴位置图

（10）**阳陵泉** 在小腿外侧，膝关节外下方，有一个明显突起（腓骨小头），在这个突起的前下方可以摸到一凹陷处，即为本穴（图8-11）。

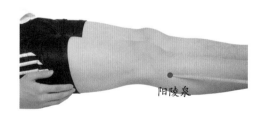

图8-11 阳陵泉穴位置图

（11）**血海** 在大腿内侧，屈膝，用左手掌心对准右髌骨中央，手掌伏于膝盖上，拇指与其他四指成45°，拇指尖所指处，即为本穴（图8-12）。

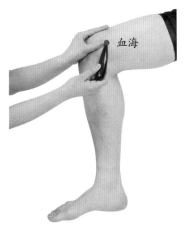

图8-12 血海穴位置图

（12）**梁丘** 屈膝，在大腿前面，髂前上棘与髌底外侧端连线上，髌底上2寸处，即为本穴（图8-13）。

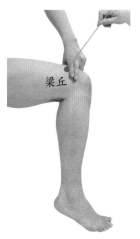

图8-13 梁丘穴位置图

（13）鹤顶　在膝上部,髌骨上缘正中凹陷处,即是本穴（图8-14）。

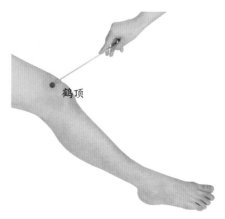

图8-14　鹤顶穴位置图

（14）足三里　站位弯腰，同侧手虎口围住髌骨外上缘，其余四指并拢向下，中指指尖处，即是本穴（图8-15）。

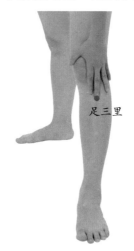

图8-15　足三里穴位置图